运动康复理论与实践丛书

职业病
运动康复理论与实践

胡波　刘志东　李智民 主编

SPM
南方传媒

广东科技出版社
全国优秀出版社

·广州·

图书在版编目（CIP）数据

职业病运动康复理论与实践 / 胡波，刘志东，李智民主编. —广州：广东科技出版社，2023.10

（运动康复理论与实践丛书）

ISBN 978-7-5359-8073-1

Ⅰ. ①职… Ⅱ. ①胡…②刘…③李… Ⅲ. ①运动疗法—康复训练 Ⅳ. ①R454

中国国家版本馆CIP数据核字（2023）第074247号

职业病运动康复理论与实践

Zhiyebing Yundong Kangfu Lilun yu Shijian

出 版 人：严奉强

策划编辑：刘 耕

责任编辑：刘锦业 邹 荣

封面设计：汤佳佳 张 滢

责任校对：曾乐慧 李云柯

责任印制：彭海波

出版发行：广东科技出版社

　　　　　（广州市环市东路水荫路11号 邮政编码：510075）

销售热线：020-37607413

https://www.gdstp.com.cn

E-mail：gdkjbw@nfcb.com.cn

经　　销：广东新华发行集团股份有限公司

排　　版：创溢文化

印　　刷：广州市东盛彩印有限公司

　　　　　（广州市增城区太平洋工业区太平十路2号 邮政编码：510700）

规　　格：787 mm×1 092 mm 1/16 印张15 字数300千

版　　次：2023年10月第1版

　　　　　2023年10月第1次印刷

定　　价：88.00元

《职业病运动康复理论与实践》
编委会

在习近平新时代中国特色社会主义思想的指引下，我国全面落实《中华人民共和国职业病防治法》《"健康中国2030"规划纲要》和《健康中国行动（2019—2030年）》，职业病防治工作取得长足发展，职业病高发势头得到遏制，劳动者健康权益得到切实保护。全面实施职业健康保护行动，加强劳动者全人群、所有健康危害因素以及职业生命全周期的健康管理，在实现"劳动者应依法享有职业健康保护的权利"的目标上取得了显著的成效，职业健康事业进入一个新阶段。

同时，我们也要充分认识到，由于历史原因，截至2021年年底，我国累计报告职业病近百万例，其中职业性尘肺病91.5万例，现存活患者大概45万例。由于大多数职业病，尤其是尘肺病，目前尚无特效治疗方法，患者长期遭受疾病折磨，丧失或部分丧失劳动能力，生活质量差，严重影响家庭幸福和社会的和谐稳定。因此，减轻病人的痛苦，提高病人的生活质量，使病人得到一定程度的康复，甚至能够回归到职场，是一项极具意义的工作。

伴随着工业化、城镇化、人口老龄化、经济全球化和工作场所环境、生活行为方式变化，以及新技术、新工艺和新材料的广泛应用，新的职业健康风险和职业病不断出现，与工作相关的肌肉骨骼疾患、身心疾病等不容忽视，职业病防治仍面临严峻挑战。

职业病康复不仅能加速患者病后的恢复进程，预防和减轻其后遗功能障碍程度，使其重返社会，还能提高其生活质量，恢复独立生活、学习和工作的能力，使患者能在家庭和社会更有意义地生活和工作。与我国职业病人多、职业病康复需求大相比较，我国职业病康复尤其是运动康复应用相对滞后，远不能满足职业病患者和社会需求，任重道远。

　　值得欣慰的是主编及编写团队结合当前我国职业病防治形势，以适应国家经济建设发展及满足社会需求为目的，编写了《职业病运动康复理论与实践》一书，为广大职业病临床专业人员，尤其是为从事职业病康复的专业人员提供了专业的学习参考用书。祝愿并相信该书能在职业病康复方面发挥积极作用。

2022年12月

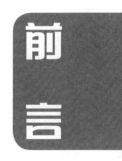

　　我国对职业健康历来高度重视，尤其是《中华人民共和国职业病防治法》颁布实施以来，职业病防治工作不断加强，职业卫生条件有了较大改善，职业病高发势头得到一定遏制。然而由于职业病的特点，大多数职业病，特别是慢性非传染性职业病，目前尚缺乏特效治疗手段。因此，在对症治疗的基础上，职业病的康复治疗显得尤为重要。

　　康复治疗是为了帮助职业病患者恢复器官功能和改善生命质量，使其能够更好地回归家庭和社会。运动康复是新兴的体育、健康和医学交叉的前沿学科，是将组织结构损伤及修复的病理愈合周期与客观功能评价指标相结合，对职业病患者进行科学有效的运动训练，是建立在科学循证基础上的康复体系。运动康复在近年的职业病临床应用中展现出了很好的效果，特别是对职业性呼吸系统疾病、职业性周围神经系统疾病、工作相关肌肉骨骼疾患，均有成熟的方法和显著的疗效，应推广运用。

　　我们组织相关专业技术人员，在总结实践经验的基础上，结合临床实际需要，编写了本书，为从事职业病康复或临床工作的专业人员提供参考或借鉴。本书主要介绍了职业病、康复医学和运动康复的基本概念，重点介绍了职业性呼吸系统疾病运动康复，职业性周围神经病运动康复，工作相关肌肉骨骼疾患运动康复，其内容包括运动康复评定、运动康复治疗和康复整体护理。本书以强理论、重应用为特色，内容丰富，指导性强，适合从事职业病康复或临床工作的专业人员。如本书对读者有所裨益，对职业病患者有所帮助，将是我们莫大的欣慰。

编　者

2023年6月

目录

第一章

概　论

第一节 职 业 病

一、职业病定义

职业病（occupational disease）定义有狭义和广义之分。狭义的"职业病"又称为法定职业病，其定义在《中华人民共和国职业病防治法》中有明文规定，其所包含的病种在《职业病分类和目录》中亦有明确。广义的"职业病"又称为职业性病损，包括法定职业病、工伤、工作相关疾病，以及职业人群早期健康损害。

2002年5月1日起施行的《中华人民共和国职业病防治法》所称职业病，是指企业、事业单位和个体经济组织的劳动者在职业活动中，因接触粉尘、放射性物质和其他有毒、有害物质等因素而引起的疾病。2012年5月1日起施行的《中华人民共和国职业病防治法》第一次修订版及后续修订版中，法定职业病的定义是指企业、事业单位和个体经济组织等用人单位的劳动者在职业活动中，因接触粉尘、放射性物质和其他有毒、有害因素而引起的疾病。

我国已发布了10类132种法定职业病，但是只针对这些疾病的防治仍远远不能满足新时期职业健康保护的需求。考虑到我国现阶段经济社会发展水平和工伤保险承受能力，在法定职业病的遴选过程中，通过限定条件明确界定了职业人群和非职业人群，即法定职业病一般只存在于职业人群中。该限定条件将工作相关疾病排除出了法定职业病，造成了"职业病"发病和伤残死亡人数占我国疾病负担比例偏低的假象。正如从工业卫生、劳动卫生、职业卫生再到职业健康的概念和观念的转变，职业病的内涵和范围也将从法定职业病扩大到职业人群所有健康问题的工作相关疾病。因此，职业病防治不仅要有大健康理念，也要融入肿瘤、心血管疾病、脑血管疾病、糖尿病等慢性疾病的管理之中。

二、职业病特点

发生职业病的必要条件是职业病危害因素作用于劳动者的强度和时间超过一定限度，机体不能代偿其所造成的功能性或器质性病理改变，从而出现相应的临床征象。因此职业病的发病取决于职业病危害因素暴露情况以及个体差异。职业病危害因素暴露情况由职业病危害因素性质、浓度（强度）、接触时间、个体防护等决定。职业病危害因素的毒性存在差异，提倡使用无毒、低毒物质替代高毒物质。

职业病危害因素与职业病的发生存在剂量-反应关系，但是个体差异现象仍然非常普遍，即在同一职业环境中的作业人员健康状况的损害程度并不完全一致。一部分人短期接触即发病，一部分人发病需要长期暴露；一部分人临床症状轻且进展慢，一部分人临床症状重且进展迅速。个体差异现象可能是个体健康状况以及生活环境、生活方式等的差异造成的。

从发生职业病的主要条件来看，职业病有以下几个特点：

1. 病因有特异性

接触职业病危害因素是罹患职业病的先决条件。是否接触某种职业病危害因素是职业病诊断过程中的重要考量，如化学品安全说明书以及原辅料成分分析是判断与生产性毒物是否接触的重要依据。

2. 剂量反应关系

职业病危害因素与职业病之间存在剂量-反应关系，高浓度（强度）的暴露往往意味着更大的职业病发病风险。这是工作场所职业卫生管理和职业病诊断的重要理论基础。职业接触限值是指劳动者在职业活动过程中长期反复接触，对绝大多数接触者的健康不引起有害作用的容许接触水平，是职业病危害因素的接触限制量值。工作场所职业病危害因素定期检测是判断职业接触是否超过限值的重要依据。对于具有致癌、致突变作用的物质，由于具有随机效应，因此只要该物质存在，即使职业接触浓度低于限值，仍需要特别关注其潜在的健康风险。

3. 发病集丛现象

同一工种人员由于职业接触情况类似，健康损害一致，存在发病集丛现象，因此在职业健康检查和诊断中往往被同时诊断为（疑似）职业病。发病集丛现象有助于企业职业卫生管理人员找到职业健康风险防控关键点，有助于政府在全社会范围内有针对性地开展职业健康风险专项治理，有助于职业健康技术服务机构重点分析特定岗位职业健康风险。处置职业病群体性事件需要防范化解潜在的风险，及时做好工人治疗、复查、康复和心理疏导等善后工作，防止健康问题演变成社会问题。

4. 早发现预后好

职业病防治工作重在预防。上岗前职业健康检查能及时发现职业禁忌证，从源头上保护从业人员。上岗后的定期职业健康检查能及时发现从业人员健康状况的改变，进而通过调整工作岗位、加强个人防护、缩短工作时间等干预措施改善预后。例如尽管尘肺病目前仍无特效药，但是通过入职前对慢性阻塞性肺疾病（chronic obstructive pulmonary disease，COPD）等基础性禁忌疾病的筛查，可以有效降低尘肺病的发病风险。通过早期发现尘肺病，并辅以戒烟、运动康复等积极干预措施，能显著减慢尘肺病的进展，改善患者生活质量和预后。

5. 缺乏特效治疗

大多数职业病，特别是慢性非传染性职业病，目前尚缺乏特效治疗方法，在可预见的将来也难以治愈。因此，在对症治疗的基础上，职业病防治应突出预防和康复。如尘肺病患者的肺组织纤维化不可逆转且在脱离粉尘作业环境后仍有可能加剧，因此只有通过严格落实"隔、水、密、封、护、管、教、查"八字方针控制尘肺病新发病例数，同时将戒烟限酒、运动康复等干预措施运用到各级尘肺病康复站点实践中，尘肺病攻坚行动才能取得成功。

从职业病的以上特点来看，职业病的发生与生产工艺水平密切相关。随着我国经济社会的发展及其伴随的产业升级，以尘肺病、生产性毒物中毒为代表的传统职业病将逐渐减少，以不良姿势体位造成的肌肉骨骼疾患为代表的工作相关疾病将成为职业健康工作的重点。

三、工作相关疾病

工作相关疾病是与多因素相关的疾病，与工作有关系，但也见于非职业人群。该类疾病的诊断更依赖于临床表现，而非法定职业病所强调的职业史和接触史。当该类疾病发生于职业人群时，由于职业性有害因素的暴露，会使原有的疾病加剧、加速或复发。广义地说，法定职业病也是工作相关疾病，两者之间并无绝对的界限。随着经济社会的发展，某些工作相关疾病可能会纳入法定职业病目录，工作相关疾病的保护力度也将得到逐步加强。

世界卫生组织曾对全世界范围内工作相关疾病的负担做了全面的研究和分析。该研究认为每年可归因于职业性有害因素的死亡人数达120万例，占总死亡人数的2.1%，其中非传染性疾病、伤害、感染性疾病构成比分别为70%、

22%和8%。每年可归因于职业性有害因素的伤残调整寿命年占比达2.7%。

全世界范围内，2%～8%的肿瘤死亡可归因于职业性有害因素，其中24.6%的肺（气管、支气管）癌、63%的间皮瘤、2.1%的白血病、8.6%的喉癌、1.7%的鼻咽癌、0.5%的卵巢癌和0.1%的肾癌所致死亡可归因于职业性有害因素；10.9%的抑郁症、15.8%的吸毒和酗酒所致死亡可归因于职业性有害因素；25.3%的听力损失可归因于职业性有害因素；12.3%的慢性阻塞性肺疾病和9.7%的哮喘所致死亡可归因于职业性有害因素；20%的下背痛和颈痛，16.5%的类风湿性关节炎和19.9%的骨关节炎所致死亡可归因于职业性有害因素；9.6%的道路交通事故和4.7%的中毒事故所致死亡可归因于职业性有害因素；8.3%的跌倒，8.7%的火、热伤害事故和5.8%的溺水所致死亡可归因于职业性有害因素；8.2%的艾滋病、2.1%的乙肝和0.45%的丙肝所致死亡可归因于职业暴露。

职业性有害因素也是中风以及心血管疾病的重要危险因素已是专家共识，但归因危险度尚在研究阶段。有研究显示10%～20%的心血管疾病死亡可归因于职业性有害因素，如职业紧张、噪声、倒班作业、久坐、铅暴露、二手烟暴露等。有芬兰的研究者指出11%的中风死亡可归因于职业性有害因素。生产性毒物（多氯联苯、二噁英等）、工作场所二手烟雾、工作时间过长、负荷过重等是导致不良妊娠结果的重要危险因素。

职业卫生工作者，不仅要重视职业特有的健康损害，更应该重视防治职业人群的常见病、多发病；不仅要关注噪声聋、尘肺病等疾病，更应该关注职业人群血压、血糖、血脂、尿酸等一般健康状况指标的变化。职业健康干预也不应该只局限于工作场所，而应该对所有可能影响职业人群健康的因素进行干预，包括传统的粉尘、毒物、噪声等职业环境的改善，也包括合理膳食、适量运动、戒烟限酒等健康生活方式的倡导，以及生活环境改善、心理健康建设等。只有工作相关疾病得到真正的重视，法定职业病以外的职业性病损得到真正的重视，职业卫生与职业医学学科才能真正从小众到显学，职业健康工作才能真正服务好职业人群，真正服务好健康中国建设。

（肖三华、刘志东）

四、职业病诊断

（一）职业病诊断定义

职业病诊断（diagnosis of occupational disease），是已完成职业病诊断机构备案的医疗卫生机构，组织相应类别的职业病诊断医师，根据《中华人民共和国职业病防治法》《职业病诊断与鉴定管理办法》《职业病诊断通则》，以及法定职业病诊断标准，依据劳动者的职业史和职业病危害接触史、职业健康检查结果、工作场所职业病危害因素检测结果、临床表现和实验室辅助检查资料、同工种同岗位劳动者流行病学调查情况，并与相同或相似疾病进行鉴别诊断后，出具包含职业病诊断结论的职业病诊断证明书的工作。

（二）职业病诊断的意义

1. 为治疗和康复提供临床依据

职业病的特点之一是早期发现并及时处理则预后较好。及时发现劳动者所患疾病与职业病危害接触的因果关系，及早把劳动者调离工作岗位对劳动者职业病的治疗和康复都有明显的帮助。这也是要求其他医疗机构的医师在诊疗过程中要具备甄别健康损害是否可能与职业相关的意识的原因。

2. 为责任判定提供裁决依据

与其他医学诊断工作不同，职业病诊断除了指导治疗和康复之外，主要意义在于通过循证医学判定劳动者所患疾病与其职业史和职业病危害接触史有无因果关系，为裁决用人单位是否应为劳动者所患疾病承担责任以及承担多少责任提供科学依据，从而有效维护劳动者和用人单位的合法合理权益。

3. 为防治政策制定提供决策依据

发现职业病病人或者疑似职业病病人时，通过调查能找出职业病防治策略和措施的薄弱环节，也能发现潜在的职业病危害，对提升用人单位和劳动者的防护意识、改进职业病防治措施有良好的推动作用。

（三）职业病诊断的原则

职业病诊断最根本的目标是明确疾病与所接触职业病危害因素是否存在因果关系。职业病诊断的原则主要是遵循因果关系判定原则。根据《职业病诊断通则》，因果关系判定原则有以下5点。

1. 时序性原则

职业病发生在接触职业病危害因素之后，且符合疾病发生发展的时间规律。所以，用人单位必须组织劳动者做上岗前职业健康检查，一是判定劳动者接触危害因素前是否患有相关疾病，二是筛查出有相关疾病的，列入禁忌证，不从事该岗位从而避免接触该职业病危害因素。

2. 生物学合理性原则

能证实该职业病危害因素可导致相应疾病，且劳动者所患疾病表现与该因素产生的健康损害一致。一些危害因素在体内可代谢形成特异性的物质，通过实验室辅助检查发现该类物质可作为劳动者接触该危害因素甚至判断接触水平的证据。

3. 生物学特异性原则

特定职业病危害因素引起特定靶器官损害。如粉尘引起呼吸系统损害、正己烷引起周围神经系统疾病、不良工作体位引起骨骼肌肉损害等。

4. 生物学梯度原则

接触的职业病危害因素达到一定水平才引起疾病发生，即剂量-反应关系，接触浓度或强度越高，接触时间越长，越可能发病，病情越严重。如《职业性噪声聋诊断标准》明确职业性噪声聋诊断条件之一是有明确的职业性噪声接触史，连续噪声作业工龄3年以上。

5. 可干预性原则

对病因，即所接触的职业病危害因素采取干预措施，如使用替代的无职业病危害的生产原辅料、改进作业场所防护条件等，消除或控制劳动者接触职业病危害因素后，可有效预防劳动者发生职业病或者使疾病好转不再恶化。

五、职业病治疗

大多数职业病目前还没有特效治疗方法，主要靠脱离接触、促进体内毒物排出、对症治疗、康复治疗，让患者逐步恢复健康或延缓疾病进展。

（一）病因治疗

职业病病因是接触了达到一定水平的对应的职业病危害因素。病因治疗的目的是尽可能减少职业病危害因素的继续接触或使用特效解毒药减少毒物对机体的损害。病因治疗的方法，一是脱离接触职业病危害因素，二是针对小部分有特效解毒药的职业中毒使用特效解毒药，如使用依地酸二钠钙进行驱铅治疗、使用二巯丙磺钠进行驱砷治疗、使用抗胆碱药或胆碱酯酶复能剂治疗急性有机磷中毒等。

（二）对症治疗

及时合理的对症治疗是减轻职业病对健康损害的重要措施，有利于保护机体重要器官功能。常见的症状有肺水肿、肺炎、脑水肿、肝肾功能损害、四肢无力、造血功能障碍、皮肤黏膜刺激等。

（三）康复治疗

康复治疗对职业病患者的器官功能恢复和生命质量改善起到关键作用。如尘肺病属于临床常见慢性职业病，由于粉尘影响，导致肺组织纤维化，长期损害患者肺功能，患者需要依靠长期的康复治疗改善肺功能。已有研究表明，运动锻炼不仅能促进健康，还能有效抗击疾病。运动康复作为康复治疗的新兴方式，在近年的临床应用中已展现出了良好的效果，尤其对职业性呼吸系统疾病、职业性周围神经系统疾病、工作相关肌肉骨骼疾患，均有成熟的康复治疗方案和显著的疗效。

六、职业病预防

我国职业病防治工作坚持预防为主、防治结合的工作方针。结合职业病的特点，做好职业病的预防对减少职业病起到至关重要的作用。在实际工作过程中，主要通过实施三级预防以保护劳动者职业健康。

（一）一级预防

一级预防（primary prevention），又称为病因预防，指采取措施从根本上消除或控制职业病危害因素，控制劳动者接触职业病危害水平。一级预防从源头切断劳动者患职业病的病因，是保护劳动者健康最有效最根本的方法。

（二）二级预防

二级预防（secondary prevention），通过定期组织筛查和诊断，及早发现职业病危害因素所致的劳动者健康损害，采取措施减少危害因素继续对劳动者的健康损害。虽然一级预防最有效最根本，但由于有时一级预防措施投入成本较大、技术难度较高等原因，无法完全消除职业病危害因素，需要二级预防对职业病防控进行补充完善。二级预防措施主要有职业健康监护、工作场所职业病危害因素定期检测。

（三）三级预防

三级预防（tertiary prevention），为患病的劳动者提供积极治疗和促进康复的措施。大多数职业病尚无特效治疗方法，需通过脱离职业病危害接触、对症治疗、并发症治疗延缓疾病进展和恶化，逐步恢复健康。康复治疗是职业病治疗中较为有效的方式，通过运动康复能够恢复或增强机体各系统功能，增强体质。

三级预防组成完整的职业病预防体系，以一级预防为根本，二级预防和三级预防补充完善。贯彻预防为主、防治结合的策略，才能更好地保护劳动者职业健康。

（李成坤、刘志东）

第二节　康复医学

一、康复医学定义

康复医学是以研究病、伤、残者功能障碍的预防、评定和治疗为主要任务，以改善躯体功能、提高生活自理能力、改善生存质量为目的的一个医学专科。

康复医学的对象和范围，包括以下人群：

1. **各种原因引起的功能障碍者**

包括不能正常发挥身体、心理和社会功能的人群，如有躯体、器官、精神、心理等功能障碍者。功能障碍可以与疾病并存，也可以是疾病的后遗症。

2. **各种原因引起的慢性病患者、亚健康人群**

随着新材料、新技术的开发和广泛应用，社会经济正由高速发展转换为高质量发展，这使得人们的健康问题呈现出新的特征，如久坐少动的生活方式，亚健康群体呈现年轻化趋势。因此新的健康损害也应给予关注，比如糖尿病，高血压，疲劳、过劳导致的肌肉骨骼损伤等疾病。

3. 老年人群

年龄越大，各种疾病或功能障碍的发生率越高，身体障碍与年龄老化一般成正比。老年人常见的功能障碍为长期卧床、生活不能自理、半身不遂、老年性痴呆（阿尔茨海默病）等。

二、康复评定

（一）康复评定的概念

康复评定（rehabilitation evaluation）是康复治疗的基础，通过康复评定可制订治疗规划、评估治疗效果，客观、准确地评定功能障碍的原因、性质、部位、范围、严重程度、大致趋势、预后和转归等，是康复治疗计划制订的基础，可对康复治疗效果和预后作出客观的评价。康复评定应在康复治疗前、中、后进行。

（二）康复评定的内容

康复评定的内容包括两方面：

1. 整体或宏观评定

一般以《国际病损、残疾、残障分类》（international classification of impairments, disabilities and handicaps, ICIDH）或《国际功能、残疾与健康分类》（international classification of functioning, disability and health, ICF）为依据，从器官水平（身体结构与功能）、个体水平（活动）、社会水平（参与）、环境和个体自身因素的影响等方面来评定患者的功能。

2. 具体或微观评定

指针对某种功能障碍所采取的评定方法。例如肌张力、肌力、关节活动范围、感觉功能等。

常见的评定项目如下：

（1）运动功能评定：肌张力、肌力、关节活动范围、步态分析、平衡与协调功能、感觉功能、心肺功能等。

（2）言语与吞咽功能评定：言语功能、吞咽障碍评定等。

（3）心理与认知功能评定：包括认知功能、情绪、行为和人格等方面。

（4）电生理诊断：肌电图、神经传导速度、神经反射、诱发电位等。

（5）活动能力与生存质量评定：日常生活能力、生存质量等。

（三）康复评定的实施

目前普遍采用SOAP方法。即：S（subjective data 主观资料），患者个人的主诉材料、症状；O（objective data，客观资料），患者的客观体征和功能表现；A（assessment，评定），对上述资料进行整理和分析；P（plan，计划），拟订处理计划，包括有关进一步检查、会诊、诊断、康复治疗和处理等的计划。

三、康复治疗

康复治疗，是康复医学的主要组成部分，主要以团队的方式进行，涵盖了物理治疗、作业治疗、言语治疗、辅助器具治疗等各种专科治疗手段，贯彻早期介入、综合实施、循序渐进、主动参与、全程干预的原则，可最大限度地改善患者的病、伤、残等功能障碍。

（一）康复治疗的原则

1. 早期介入

指康复的介入与临床救治同步进行，入住相关临床科室的患者在入院后的床边康复等。如危急重症患者，重症医学科、重症监护室患者，骨科患者术前、术后的康复等。

2. 综合实施

指采用有效的康复治疗方法或者手段，包括中西医结合、药物或者非药物、主动运动或者被动接受等。

3. 主动参与

在确保安全的前提下，应尽可能地鼓励患者主动参与与功能康复有关的康复治疗。

4. 全程干预

指康复在生命周期的全程覆盖，大多数的功能障碍患者，需要长期的康复治疗。

（二）康复治疗的治疗手段

1. 医学运动康复

医学运动康复（medical training therapy，MTT）是新兴的体育、健康和医学交叉结合的前沿学科，将组织结构损伤及修复的病理愈合周期与客观功能评价指标相结合，是建立在科学循证基础上的运动康复体系，为患者制订出系统性、科学性的康复治疗方案，有针对性地提高关节灵活性、协调性、耐力和肌肉力量，以恢复患者身体机能及运动能力，使其能够更好地回归家庭和社会生活。M（medical）是利用医学对人体生理及病理结构和功能的认识，准确判断发病原因，针对性治疗；T（training）是科学、系统、精准控制的运动（尤其是主动运动），以功能锻炼和形态适应为目的，实现机体功能的康复和改善；T（therapy）是运用多种手段，标本兼治，达到把患者受损的身体机能和运动功能部分或全部重塑的目的。

关节灵活性、协调性、耐力、肌肉力量是MTT技术关注的4大核心要素。在疾病的不同阶段，根据MTT技术核心要素选择相应的评估和治疗方法。

（1）关节灵活性：关节灵活性受骨性结构（包括骨、关节囊、软骨）、神经结构、肌筋膜结构、生物力学和神经生理等因素影响，根据受限原因进行针对性治疗。

（2）协调性：协调性是指人体产生平衡、准确、有控制的运动能力，通过一定的姿势及动态运动过程控制，维持关节的稳定而形成神经肌肉的协调互动。动作完成注重高质量、无疲劳、无痛。协调功能的组成包括反应能力、平衡能力、定向能力、预判能力、辨别能力、耦合能力、节奏能力、转换能力。

（3）耐力：耐力指肌肉持续性维持一定强度的等长收缩或做多次一定强度等张（速）收缩能力。要结合患者的伤病情况、治疗情况、恢复阶段、兴趣爱好等选择不同的训练动作和模式。

（4）肌肉力量：肌肉力量是指肌肉收缩产生的最大的力量，分为肌耐力训练、肌肥大训练、最大力量训练、快速力量训练、反应力量训练等。

2. 物理治疗

物理治疗（physical therapy，PT）包括运动治疗（也称功能性训练）、物理因子治疗、手法治疗。物理治疗的重点是改善躯体的运动功能，如卧、坐、站的体位及转移，平衡和协调能力，以及行走能力。

（1）运动治疗：运动治疗是以功能训练为主要手段，以手法和器具（器械）为载体，着眼于躯体功能的恢复、改善或重建，主要涵盖关节活动技术、软组织牵伸技术、肌力训练技术、神经发育疗法、运动再学习疗法、限制性使用运动疗法、运动处方等方面。

（2）物理因子治疗的具体手段包括电疗法、光疗法、超声波疗法、磁疗法、水疗法、冷疗法、压力疗法、石蜡疗法及其他（如体外冲击波治疗）。

（3）手法治疗：手法治疗分为西方的手法治疗和中医传统手法治疗。西方手法治疗是指以提高软组织延展性，增加活动范围，松动或推拿软组织和关节，改善疼痛和减轻软组织肿胀、炎症或活动受限为目的的手法活动。中医传统手法治疗也称按摩、推拿，是指通过手及器械，以力的形式作用于人体，进行疾病的防治。

3. 作业治疗

世界作业治疗师联盟对作业治疗（occupational therapy，OT）的定义是"通过选择性的作业活动去治疗有身体及精神疾患或伤残人士，目的是使患者在生活的各方面可以达到最高程度的功能水平和独立性"。作业治疗的对象是所有有作业功能障碍的人。作业治疗的项目根据名称、内容、目的和作用、功能可有不同的分类。

（1）按作业治疗的名称：分为手工艺作业、日常生活活动训练、园艺作业、认知作业等。

（2）按作业治疗的内容：分为日常生活活动训练、园艺治疗、矫形器制作、假肢训练等。

（3）按作业治疗的目的和作用：分为改善步态的作业、改善关节活动度的作业、减轻疼痛的作业等。

（4）按作业治疗的功能：分为功能性作业治疗、职业作业治疗、娱乐活动、作业宣教和咨询、环境干预、辅助技术等。

4. 言语与吞咽障碍治疗

（1）言语治疗：言语治疗是指通过各种手段对有言语障碍的患者进行针对性治疗，其目的是改善患者言语功能，使患者重新获得最大的沟通和交流能力。

（2）吞咽障碍治疗：吞咽障碍治疗主要是改善、恢复或提高患者的吞咽功能，改善身体的营养状况；改善因不能经口进食所产生的心理恐惧与抑郁；增加进食的安全，减少食物误咽、误吸入肺的机会，减少吸入性肺炎等并发症发生的机会。

5. **心理与认知康复**

（1）心理康复：心理治疗也称精神治疗，是应用心理学的原则和方法，通过治疗者与被治疗者的相互作用，治疗患者心理、情绪、认知行为等方面的问题。

（2）认知康复：认知康复是针对认知缺陷的患者，为改善和提高其认知功能和日常生活能力而进行的综合管理。

6. **康复辅具**

康复辅具是指因疾病或损伤导致功能障碍，而不能独立完成日常生活活动、学习或工作，需要专门的器具来加强其功能或代偿其丧失的功能，使患者最大限度地实现生活自理，回归社会。康复辅具包括假肢、矫形器、助行器及自主器具等，是生物医学工程的重要分支。

7. **中医治疗**

包括中药、针灸、太极拳、八段锦等，以达到改善功能目的的治疗方法。

8. **文体治疗**

指借助于文体活动，如唱歌、跳舞、书法、绘画等，调节心理活动，改善躯体功能的治疗方法。

（黄琳、胡波）

四、康复护理

（一）康复护理的定义

康复护理是指根据总的康复医疗计划，围绕全面康复（躯体的、精神的、社会的和职业的）目标，康复医师与其他康复专业人员紧密配合，对康复对象进行护理，以帮助残疾者或患者达到康复或减轻残疾、预防继续残疾的目的。

（二）康复护理的原则

1. 前瞻性

康复护理应预防在先，早期进行，贯穿始终。康复护理介入的时间，应在功能障碍出现之前，与临床护理同步进行，形成预防康复，这是康复护理的一个重要的护理思想。

2. **综合性**

康复护理实施的个体化方案应心身并举，教练结合，家属参与。即把病、伤、残者作为整体，按照复原、代偿、适应的原则重建功能，全方位地从其身心、职业、家庭和社会，实施各种康复技术，实现全面康复。

3. **主动性**

康复护理由替代护理过渡到促进护理再到自我护理，循序渐进，激发病、伤、残者独立完成活动，增强其康复的信心。

4. **实用性**

将病、伤、残者功能的训练，与日常生活活动、家庭环境、社会环境结合起来，使其尽早恢复生活自理能力，重返社会。

（三）康复护理的目标

康复护理的目标为最大限度地恢复患者生活自理能力，早日重返家庭、重返社会。核心是鼓励患者主动配合，改善认知，防止并发症，恢复自理能力及功能。

（章一华）

第三节　运动康复

一、运动康复的目的和意义

运动是指人体的任何肌肉活动和躯体运动，借以维持体能及整体健康的方式。现代社会中，人们由于生活和工作方式的改变，体力活动下降和运动减少已经成为全球健康促进和康复工作中重点要面对的问题。久坐已经成为相关疾病发病、病死和患者长时间住院的主要相关因素。无论是康复临床一线的急重症、亚急性和慢性期的神经系统疾患、骨骼肌肉系统疾患和心肺系统疾患，还是普通人群中的超体重、高血压、高压力等身心状态，运动无疑是最佳的调节手段。从事运动锻炼，远不只是改善上述疾病的健康状态，还能够提高生活质量，改善睡眠质量，舒缓压力，甚至还能够有效提升社会心理的状态。

运动康复是针对肌肉骨骼系统、心血管系统、神经系统、呼吸系统、内分泌系统等多系统损伤进行全身或局部的运动以达到治疗的目的。运动康复作为当代体医融合的典范，在今日社会发展，人民生活水平极大提高，对健康需求更高的中国，其重要地位日益凸显。运动康复对改善人民身体健康、生活质量有着极为重要的作用。运动康复是现代康复治疗的重要手段，也是提升人体功能水平的根本途径，而良好的功能水平则是健康的核心要素。目前，运动康复对功能水平和体质健康具有积极影响，这一理念已得到康复医学界广泛认可。

运动康复作为康复医学的重要分支，是通过评估和诊断患者功能水平的运动康复对心血管系统的影响，制定个性化运动康复处方，并以运动干预为主导，改善、恢复人体功能，进而预防和治疗功能障碍，实现功能水平和健康状态的优化。临床常见的运动康复分为耐力训练、肌力训练、关节活动训练和协调性训练等，且不同的运动康复形式或疗程对人体功能水平和体质健康影响的程度可能存在差异。

运动康复在恢复重建功能中起着重要的作用。运动康复是康复治疗的重要手段，通过运动的方式和手段改善患者功能状态及疾病生理结构，提高其生活质量，帮助其重返家庭、社会。不同于被动康复方法，运动康复需要根据患者的功能情况及疾病特点，选用适当的功能活动与运动方法对损伤者进行训练，以缓解症状或改善功能。运动康复的目的如下：

1. 改善组织代谢

提高身体的功能水平，促进损伤组织愈合。运动疗法可以促进组织血液循环，增加组织营养，改善组织代谢，提高身体功能的水平，加速创伤组织功能的恢复。运动疗法应在创伤后早期进行，以使受伤者能在最短时间内达到最大限度的功能恢复。

2. 保持生活基本功能

早期的运动疗法，一方面有助于损伤组织的恢复，另一方面可以改善心肺机能及机体其他系统的功能，调整心理状态，保持正常的功能活动，使患者不至于因为损伤或疾病就无法正常进行工作和生活，以减轻患者家庭及社会负担，提升患者生活质量。

3. 保持运动系统的功能

控制影响健康的危险因素。早期运动康复可以改善创伤组织的血液循环，预防和控制制动造成的失用性肌萎缩、挛缩、骨质流失、心肺能力下降等损害健康的危险因素。

4. 降低再损伤风险

预防疾病并发症。运动疗法有助于改善身体机能及代谢循环状态，可以降低疾病相关风险，从而改善疾病状态。

二、运动的生理基础

（一）运动对心血管的影响

1. 运动对心脏的影响

运动改善心脏功能的研究，已开展了大量的人体研究和动物实验，发现运动逆转心肌负性变速作用，是由于左心室肌球蛋白同工酶从慢型（即低活性的三磷酸腺苷酶）转变成快型（即高活性的三磷酸腺苷酶），使心肌纤维缩短速度加快，从而逆转了降低的最大心率。

在心脏结构及其功能方面，耐力性运动训练可改善左心室大小、舒张功能、收缩功能、心排血量及每搏输出量。参与运动训练的人与未参与运动训练的人相比，休息时每搏输出量增加，静息心率减慢，最大运动时每搏输出量增加，心排血量增加。静息心率的减慢可能与长期运动后发生的适应性变化、迷走神经兴奋性提高有关，同时伴随心室充盈时间延长。运动训练后心室容积增大、心肌收缩力增强、血容量增加及外周血管阻力下降，促进休息期及运动过程中每搏输出量均提高。

2. 运动对血管的影响

大量的研究表明体力活动可改善冠状动脉血管平滑肌功能。Haskell等研究表明，长跑运动员较未参与运动训练的人员，硝普钠对冠状动脉有更明显的血管舒张反应。此反应性的增高，与冠状动脉的结构差异（如内径更大）或冠状动脉平滑肌细胞增高的敏感性有关。也有研究表明，体力活动可改变冠状动脉血管平滑肌的部分特性以改变平滑肌的收缩反应，如K^+和Ca^{2+}通道的变化。Cowan等发现康复运动通过血红素加氧酶、一氧化碳等增强血管平滑肌细胞的抗氧化能力，抑制血管平滑肌细胞增殖，扩张血管，减少血小板聚集，使血管收缩因子和舒张因子达到新的平衡。

3. 运动在心血管疾病中的运用

（1）高血压：有规律的低中等强度有氧运动可降低原发性高血压患者的血压，且有氧训练可减缓由运动引起的血压波动，从而有效减少心血管事件的发生。因此，预防高血压的公共健康政策，建议每天最好执行低中等强度的锻炼计划，如每天快走30～40 min，可降低血压，防止左心室肥厚的发展。袁木祥对212例老年高血压患者采用健康教育、饮食控制和运动疗法相结合的方法，运动适宜以有氧运动为主，如步行、慢跑、骑车、游泳、打太极拳等，结果提示可有效控制患者血压及改善其生活质量。习练健身气功五禽戏对老年高血压患者即时血压有良好的作用，可降压、稳压、减慢运动后的即时心率，且有减慢静息状态心率的趋势，有利于保护高血压患者的靶器官。

（2）心力衰竭：有研究表明，长期运动训练可降低左心室舒张和收缩期末容积，减轻异常心室重塑，增加患者运动耐力。吴征对108例慢性心衰患者心功能、运动耐量和生活质量进行研究分析，结果表明心衰患者进行有规律的运动，可部分逆转骨骼肌代谢异常，提高骨骼肌耐受性和功能，改善外周循环功能，提高患者的运动耐量和能力，减少运动时过度通气，从而减轻心衰患者的呼吸困难和疲劳等症状，且可加速冠脉侧支循环，提高心脏泵血功能，从而改善心功能。

（3）冠心病：大量研究证实，运动训练可促进冠心病患者的康复。黄宾等对42例冠心病患者按照个体化原则进行6个月的康复治疗，以运动疗法为主，兼以药物、心理治疗及康复咨询，结果显示运动训练后患者心绞痛阈值明显提高，心功能、运动能力明显改善，即运动康复后患者可以从事较康复治疗前运动强度更大的活动。一项对冠心病患者的荟萃分析显示，康复运动可有效提高运动能力，增强心肺功能，改善患者的预后，降低死亡率，这是因为长期运动训练引起许多有利的血管适应，其机制较为复杂，主要是通过产生一氧化氮（NO）增强血管舒张，改善动脉僵硬度，从而改善心肌灌注。另外，侧支循环的形成、血小板的抑制等也与此相关。

（二）运动对呼吸系统的影响

1. 运动对肺通气功能的影响

Dempsey等提出，一个良好的有氧训练计划可以改善通气功能。进行有氧运动的老年人的第1s用力呼气量（FEV_1）、最大随意通气量（MVV）明显高于对照组，而残气量（RV）显著低于对照组。游泳运动能够提高中老年人呼吸系统"肺机械动力"，即呼吸肌力，使呼吸时胸廓得以充分扩张，肺泡开放数量增多，增加肺通气量，改善中老年人肺通气功能。用力肺活量（FVC）和FEV_1主要反映呼气时肺的弹性回缩力、呼吸肌力和协调性、气道通畅性。另外，FVC亦反映呼吸过程中人肺容积的改变，FEV_1是反映大气道阻塞状况的敏感指标。呼吸肌肉力量的大小、气道的弹性、管腔粗细及其通畅程度在一定程度上也影响呼气流速。研究显示运动后FVC和FEV_1均较运动前显著增加，说明运动增强了呼吸肌肉力量，显著改善肺的弹性回缩力，同时使大气道通气阻力降低、更加通畅。运动能改善大气道呼吸动力学，使呼吸肌和肺胸壁弹性回缩力增强。

2. 运动康复在呼吸系统疾病中的运用

（1）慢性阻塞性肺疾病：患者因呼吸功能障碍，胸、肺部长期处于缺氧状态，引起肺部结构改变和功能减弱；由于机体运动需要呼吸运动参与，因此呼吸功能障碍导致患者运动耐力下降。呼吸训练操包括抗阻呼气训练、腹式呼吸训练、深呼吸训练，通过增强呼吸肌肌力，改善患者的呼吸情况。患者呼吸功能改善后，肺部及全身供氧和血液循环均得到改善，从而增强整体肺功能。全身呼吸操训练、体能训练可有效增强患者体质，增强患者运动耐力。呼吸训练操能够通过提高FEV_1、FEV_1/FVC、$FEV_1\%$、动脉氧分压，降低动脉二氧化碳分压等机制，改善COPD患者的肺功能，提高6分钟步行距离（6MWD）、圣乔治呼吸问卷（SGRQ）测试成绩，从而改善患者的生活质量和运动耐力。

（2）尘肺病：通过肺功能锻炼器练习，有研究表明试验组尘肺病患者的肺活量（VC）、FVC、FEV_1、FEV_1/FVC以及峰值呼气流量（PEF）指标明显变化，有效改善其肺部通气并提高其生存质量，与以往的运动康复治疗改善尘肺病患者肺功能的研究结果相一致，提示运动康复治疗有利于肺扩张和恢复呼吸功能。

（三）运动对肌肉和关节的影响

运动对肌肉骨骼系统的影响多种多样，可以从分子生物学方面探讨，亦可以从内分泌系统、人体生物力学方面研究。然而，目前的研究多数在生物医学领域，而忽略了作为整体的人对运动的反应，这种反应包括心理和社会方面。因此治疗性运动对肌肉骨骼系统影响的研究重点应该更多地放在生物-心理-社会医学层面。

1. 运动对肌肉的影响

（1）运动对骨骼肌细胞的影响。

骨骼肌细胞葡萄糖运载体4（GT4）含量越高，肌细胞最大葡萄糖转运能力越强，所以，骨骼肌系统GT4含量的增加是葡萄糖摄取增加的关键。中等强度有氧运动和过度有氧运动均可使骨骼肌GT4含量增加，但无显著性差异。说明有氧运动能够使骨骼肌细胞GT4含量增加，促进细胞葡萄糖氧化代谢，提高肌肉对糖的储存能力，增加身体对胰岛素的敏感程度，降低患糖尿病的概率。运动可激活肌卫星细胞，如耐力运动（有氧）、抗阻运动可激活卫星细胞增殖与分化，延缓增龄性肌衰减症的发生。从肌卫星细胞激活增殖效果比较，耐力运动（有氧）较低，抗阻运动效果相对较好。

（2）运动对肌肉分泌因子的干预。

①肌抑素：卵泡抑素可负性调控肌肉生长抑制素（MSTN），MSTN由肌肉分泌到肌细胞外和循环体系中，属于TGF-β家族成员，再经翻译后修饰转化为成熟MSTN，是肌肉生长自分泌/旁分泌抑制物，可刺激肌肉和骨骼生物功能。MSTN在骨折区域的高表达会影响骨折愈合早期的软骨内骨化过程。抗阻训练和耐力训练可有效诱发MSTN分泌水平下降。运动可有效对抗肌肉MSTN分泌，促进骨骼信号传导，提高骨骼质量。

②鸢尾素：鸢尾素属于运动诱发的肌肉因子，分布于肌肉和骨骼组织，由过氧化物酶体增殖物激活受体共激活因子1α诱导Ⅲ型纤连蛋白组件包含蛋白5（FNDC5）表达形成。在肌骨系统中，鸢尾素可缓解肌肉生理病理机制，同时刺激新骨生成，对皮质骨骨密度（BMD）和骨力学性可产生积极作用。

③胰岛素样生长因子1（IGF-1）：IGF-1不仅可恢复因后肢悬垂导致的肌肉萎缩，还可以改善骨表型。运动干预能够有效刺激肌肉因子IGF-1分泌，不仅可有效缓解肌肉萎缩和肌肉质量流失，同时对于维持骨骼健康和刺激骨生长具有重要作用。

2. 运动对关节软骨的影响

Peler等研究了11只犬在跑台上以3 km/h的速度，每天75 min，每周5天连续训练了527周后发现，这种终身的、有规律的、适度的运动训练并未引起犬膝关节软骨结构和力学特征的改变。相反，有选择性的、规律的、适度的能保护关节免受损伤和高度负荷冲击及扭转负荷的运动训练还会增加老年人以及轻度或中度骨关节炎病人的力量与运动能力。

3. 运动对骨髓造血细胞的影响

胡敏等发现运动训练能升高成年男性受试者的红细胞比容等红细胞参数，并且发现骨特异性碱性磷酸酶的水平与红细胞参数的变化有较好的相关性，提出了运动训练在加强成骨作用的同时，可改善造血微环境，提高骨髓造血功能并促进红细胞的生成，这可能有助于贫血的防治。抗阻的训练对骨的刺激作用大，也就是说采用适度的负重训练或抗阻训练比对骨作用力小的运动更有利于造血。从骨密度角度来看，Kiln等报道338名绝经妇女的BMD与外周血细胞数存在显著的正相关性，Kai'en S对15名耐力运动员进行BMD检测发现并没有达到相关性。

4. 运动对骨质的影响

骨结构完整性的提高，能够降低骨折的风险和抑制骨质疏松的发展，长期的运动训练可提高骨骼的机械特性。Gardinier等研究发现，运动可引起骨密质和骨松质含量增加，因此改变了骨骼的整体机械特性；此外，在运动过程中，甲状旁腺素信号的抑制能够减弱结构水平的骨的机械特性，但是对组织水平的骨的机械特性没有明显的影响；与单独运动相比，在运动时强化甲状旁腺素信号的释放可以增加骨质的含量，然而对骨的机械特性有很小的影响。此类研究表明运动对骨质的影响机制可以从内分泌系统的层面来探讨。

（四）运动对神经系统的影响

1. 运动疗法对中枢神经系统的影响

（1）运动对脑功能的影响：大脑组织的可塑性和功能重组是运动疗法治疗脑卒中偏瘫的理论基础。人的神经系统像庞大的网络系统，相互作用、相互影响，虽然脑神经细胞死亡不能再生，但大脑中有可充分利用的空间，运动疗法正是通过刺激外周神经来诱导皮质功能重组。Nelles等使用正电子发射体层摄影（PET）术证实被动运动增加了大脑局部区域血流量，而血流量增加正是脑组织功能重组的前提之一。Levy等利用功能性磁共振成像（MRI）证实，抑制诱导运动疗法能显著改善并导致大脑的可塑性。在本实验中，强制性运动疗法促进了脑缺血后大鼠皮质脊髓束的再生，并能降低脑组织髓鞘相关生长抑制因子（Nogo-A）蛋白的表达水平，这一发现提示强制性运动疗法不仅能够促进脑功能重组，而且还能通过影响缺血后脑组织的结构重建而发挥其促进肢体功能恢复的作用。

（2）运动对脑部血清学影响：血清白细胞介素-6（IL-6）作为一种炎症细胞因子，在应激反应和免疫调节中，可释放氧自由基，激活补体系统，其水平越高脑神经元受损程度越严重；血清超敏C-反应蛋白（hs-CRP）是反映脑损伤疾病的一种敏感指标，它可促进血小板的活化、增殖，增加血管栓塞形成的风险，加重脑组织缺血及水肿情况。血清肿瘤坏死因子-α（TNF-α）等多种因子与血清IL-6表达呈正相关，它可通过促进NO等神经毒性物质释放，增加血管壁侵蚀程度，导致氧化损伤面积增加，加重脑组织凝血程度，进而增加患者脑梗死风险。早期康复训练可通过调节内皮细胞的功能及分裂，刺激脑缺血半暗带区域的增加，进而降低血清IL-6、hs-CRP、TNF-α水平，达到保护神经功能的作用。有研究显示，观察组患者干预后血清IL-6、hs-CRP、TNF-α水平均低于对照组，差异有统计学意义，提示早期康复训练可促进急性脑梗死患者受损神经细胞的恢复，减轻炎症反应。

（3）运动对脑损伤后康复影响：脑损伤后由于血液供应中断导致脑组织能量耗尽，患者脊髓丧失高级中枢的调节能力，导致下运动神经元功能过度释放，另外血管再通血流再灌注可产生大量活性氧产物，刺激神经元在内的缺血细胞释放细胞因子和化学因子，加重脑细胞损伤，使运动不能协调与平衡。有研究显示，康复治疗可加速脑神经侧支循环的建立，增加运动与感觉冲动输入，促进健侧脑细胞或病灶周围组织的重组与代偿，改善神经元微环境，分泌神经营养因子，充分发挥脑的可塑性，促进神经损伤修复。

2. 运动对周围神经影响

在康复中，通过关节的被动运动并嘱患者主动收缩，使受累的肌肉产生类似肌肉收缩的作用，增加局部血液循环，促进神经再生及肌肉功能的恢复。我们对大白兔周围神经挤压伤后早期被动运动与制动，进行神经髓鞘厚度、有髓鞘神经纤维数目、再生比较，结果显示被动运动组神经传导速度比制动组快、轴突直径均比制动组大，受累肌肉湿重比制动组重。Matsuura研究证明，负重组肌酸激酶同工酶（CK-BB）信使核糖核酸（mRNA）表达、肌酸激酶活性及Ⅰ型纤维密度比减重组明显增加，负重组神经功能状态、肌肉张力、能量状态及局部血液循环动力明显优于减重组。提示负重在肌肉功能恢复、抑制肌酸激酶（CK）活性，促进神经恢复及局部血液循环方面有重要作用。

（胡煜、杨海涛）

三、运动生物力学

（一）运动生物力学概论

生物力学是应用力学原理和方法对生物体中的力学问题进行定量研究的生物物理学分支，是生物学和力学的交叉学科。其研究范围从生物整体到各个系统及器官，从鸟飞、鱼游、鞭毛和纤毛运动到植物体液的运输等。生物力学的基础是能量守恒、动量守恒、质量守恒三定律并加上描写物性的本构关系。生理学与医学有关的力学问题是其研究的重点，可分为生物流体力学、生物固体力学、运动生物力学等。

运动生物力学是生物力学的一个重要分支，它是用力学的原理和方法研究人体运动系统包括神经、肌肉、骨骼、关节的结构与功能的学科。同时，人体运动生物力学主要包括力学、生物学和体育学的理论基础，并辅以仿真计算、工程学、康复医学等学科在内的相关理论和实践，是随着现代科技发展而不断完善的一门应用科学，以力学的观点来研究人体的骨、关节、肌肉及其连接的结缔组织构成的运动器官的结构和功能，肌肉提供运动的动力，骨提供运动的支架和杠杆，关节是起连接作用的枢纽，三者在神经系统的支配下，肌肉收缩，牵引骨骼产生运动。因此，人体的运动总体可描述为在神经系统控制下，以肌肉收缩为动力、以关节为支点、以骨骼为杠杆的机械运动。

运动生物力学未来的研究中，多学科的交叉融合是必然的发展趋势，借助不同学科的方法和思路，加强人体运动问题的研究和分析。未来的研究热点势必还是在完善生物力学理论、丰富研究方法技术、扩大运动生物力学应用等方面。包括：对运动损伤和康复进行深入的生物力学原理研究；根据流行病学的原理进行运动损伤危险因素的分析，提供相应的定量指标；加强运动技术的诊断和优化的理论探究，积累数据并完善研究方式；探索先进的测量技术、遥测技术和肌肉动力学测量技术；采取数学优化方式和现代化计算机技术，建立运动力学模型以及进行运动仿真研究，进行人体运动的模拟和预测工作。

（二）肌肉骨骼及关节的生物力学

1. 肌肉的生物力学

（1）肌肉的基本功能。

人体有600多块肌肉，每块肌肉都是一个器官，而肌肉是运动系统的动力部分，肌肉在神经系统的支配下收缩或伸展而产生运动，并将化学能转化为机械能。而肌肉收缩的原理，肌肉收缩时产生的张力和肌肉长度、收缩速度之间的关系，肌肉收缩做功等问题，在很大程度上决定着运动动作的实现和完成动作的质量及效果。

（2）骨骼肌的力学基础。

①肌肉作用分类：根据肌肉做功产生力时其长度改变的不同，具体可分为
a. 向心作用：又叫向心收缩，即肌肉产生力时肌肉的起止点互相靠近，肌肉的

长度缩短，这时肌肉力大于外部阻力。b. 等长作用：又叫等长收缩或静力收缩，当肌肉力量与阻力相等时，肌肉长度不变，也不引起关节的运动。如静蹲时股四头肌收缩。c. 离心作用：又叫离心收缩，当肌肉力低于阻力时，原先缩短的肌肉被动延长，如下楼梯时股四头肌的延长和收缩。

②肌肉张力与长度的关系：肌肉收缩时产生的张力变化主要依赖肌节内部结构的变化。而肌肉收缩的长度与肌力的产生有着直接关系。当肌节处于放松状态长为2 μm左右时，张力最大；当肌节长度达到3.6 μm以后，张力变为零，此时粗、细肌丝之间没有交叉重叠，从横桥理论上来说，没有横桥产生。根据这一研究结果认为，肌肉收缩力的大小主要取决于参与收缩的横桥数目，而收缩成分长度的变化影响着收缩时起作用的横桥数目。表现出最大张力时的长度为肌肉的适宜初长度，约为肌肉平衡长度（肌肉零负荷时的长度）的125%，此时粗肌丝和细肌丝处于最理想的重叠状态，起作用的横桥收缩数目达到最大。当肌节的长度逐渐缩短，相邻肌动蛋白纤维丝互相重叠，有效长度减小，横桥数目减小，肌节产生的主动张力逐渐减小。

③肌肉收缩速度与收缩力的关系：英国科学家希尔（A. V. Hill）用青蛙的缝匠肌进行了大量的实验研究，得出骨骼肌肌肉收缩时的力-速度关系式，它指出肌肉收缩速度随负荷的增大而呈双曲线式地下降，即张力越大，缩短速度越小；反之亦然。肌肉收缩的力-速度关系曲线特征对指导肌肉力量训练负荷的安排有着重要的理论意义。肌肉力量发展的最基本原理就是负荷适应性，安排不同的力量训练负荷影响着肌肉力量特性的发展。肌肉收缩速度为零时，为肌肉等长收缩力量，体现了肌肉的绝对力值。大强度的负荷训练，主要体现为力量的提高，曲线向左上方偏移；小强度负荷的快速训练主要为速度力量优化，曲线向右上偏移；当肌肉的力量与速度都产生适应性提高，肌肉就会表现出做功的提高。肌肉力量训练的最终目标，应该是根据专项特点，使肌肉的力-速度曲线向最适宜的方向偏移，从而提高肌肉的工作能力。

④肌肉张力与速度的关系：肌肉离心收缩中，肌肉张力随着被拉伸速度的增加而增加，当达到一个临界速度时，力就变成一个不随速度变化的常力。其大小等于最适宜肌肉长度时的最大等长收缩力的1.5～2倍。首先，肌肉强直状态下进行拉伸，在收缩成分中要完成粗、细肌丝黏合的分离所需的力，要比保持等长收缩张力更大，拉伸速度越快，意味着这种能耗越高。其次，肌肉的黏滞性受拉伸速度的影响，拉伸速度越快黏滞性越大。上述两个方面决定着肌肉强直收缩后进一步拉伸需要更大的力量，肌肉在强直状态下的拉伸是很少见

的，并且这种状态的拉伸是导致肌肉损伤发生的原因之一。

⑤肌肉功率与速度的关系：人的运动能力取决于人体运动过程中完成动作肌肉功率的大小，也就是说取决于肌肉的化学能转化为机械能的速度与效率。功率的定义为单位时间内做功的多少。但是，对于肌肉功率来说，肌肉收缩的功率为肌肉收缩力与收缩速度的乘积。假设肌肉收缩力和收缩速度同时达到最大值，理论上，这时肌肉功率应达到最大值，但实际上对于肌肉收缩来说是不可能的，根据希尔方程肌肉功率最大值约只有这种理论值的1/6，即肌肉最大等长收缩力的1/2与最大收缩速度1/3的乘积。也就是说最大的动力性肌肉功率，只有在肌肉以最大肌力的50%工作时才能获得。从事不同专项的运动员，因先天因素以及项目训练的适应性不同，在肌肉功率方面也表现出明显的专项特征，如对短跑、中长跑和长跑运动员伸膝功率进行比较，中长跑运动员约是短跑运动员的80%，长跑运动员约是短跑运动员的70%。

⑥持续时间与应力的关系（人体黏弹性材料的力学特征）：持续时间与应力的关系考虑的是生物和人体疲劳的特性，这里把疲劳定义为一块肌肉没有能力保持所需要的力的现象。肌肉疲劳会出现以下几种现象。a. 应力松弛：当物体突然发生应变时，若应变保持一定，则相应的应力将会随着时间的增加而下降。b. 蠕变：当物体突然产生应力时，若应力保持一定，则相应的应变会随着时间的增加而增大。c. 滞后：即加载和卸载的曲线不重合，这是由黏弹性材料的分子链结构所决定的，适应外力调整其空间构象的速度缓慢。

2. **骨骼的生物力学**

（1）骨骼的力学性能：人体共有206块骨，主要起保护体内重要器官、支持躯体、供肌肉附着、做运动杠杆等作用，部分骨骼还有造血、维持矿物质平衡的功能。骨骼作为支撑系统使生物体的结构更符合力学原理，并能根据力学的需要改变其性能和外形。例如，在持久运动后其承受最大应力的骨骼产生相应的改变，可见到骨皮质增厚，骨密度增加，甚至可以见到骨粗隆增大；长期不运动、废用或长期姿势不良会导致骨退化、萎缩或畸形。骨骼由骨密质和骨松质组成。骨密质较骨松质坚硬，抗压性和抗扭曲性很强，分布于骨表面，断裂前能承受较大的应力，但它能承受的应变较小。骨松质分布于中间，骨髓即充填于骨松质的网眼中。骨密质在体外承受的应变超过原长的2%时会出现断裂；而骨松质在应变超过7%时才断裂。

（2）骨骼的受力形式：人体的骨骼受不同方式的力或力矩作用时会有不同的力学反应，骨骼的变形、破坏和骨的受力方式有关。人体骨伤的受力形式多种多样，可根据外力和外力矩的方向，分为拉伸、压缩、弯曲、剪切、扭转及复合载荷6种。

①拉伸载荷：指自骨表面向外施加大小相等、方向相反的载荷。

②压缩载荷：指施加于骨表面大小相等、方向相反的载荷。

③弯曲载荷：指骨能受到使其轴线发生弯曲的载荷作用。

④剪切载荷：指载荷施加方向与骨骼横截面平行。

⑤扭转载荷：指载荷加于骨骼并使其沿轴线产生扭曲时的扭转状态。

⑥复合载荷：两种或两种以上的载荷同时作用于骨骼，即复合载荷的作用。

（3）骨疲劳的力学性能：人体在不断运动过程中，骨骼会反复受力，当这种反复作用的力超过人的某一生理限度时，就可能会使骨组织受到损伤。这种循环载荷下造成的骨损伤称为骨的疲劳损伤，即疲劳性骨折，又称行军骨折或应力性骨折，多因骨骼系统长期受到非生理性应力所致，好发于胫骨、跖骨等，临床上多无典型的外伤史。

（4）肌肉活动对骨应力分布的影响：骨在体内受到载荷作用时，止于骨上的肌肉收缩可以改变骨的应力分布。这种肌肉收缩所产生的压应力，可以减少或消除骨上承受的拉应力，可全部或部分抵消拉应力。

（5）骨退化：随着年龄的增加，骨密度降低会引起骨骼退化，从而产生骨质疏松、骨刺等临床症状。骨质疏松常见于45岁以后，特别是绝经后的妇女，受激素影响，骨的密度降低速度更快，女性患者比例较男性患者比例高，运动量不足与钙质摄取不够也是造成骨质疏松的原因。

3. **关节的生物力学**

（1）关节软骨的力学性能：关节是骨骼系统中相邻骨之间的功能性连接。在滑膜关节或自由活动的关节中，关节的骨端有一层1.5 mm厚的致密白色结缔组织即关节软骨，为透明软骨或纤维软骨。关节软骨朝向关节腔的面光滑，便于骨与骨之间的运动。软骨本身具有弹性，能缓冲相连骨之间在运动时的震动和冲击。此外，软骨的弹性及其变形能力对增加关节活动性也有影响。运动训练可以使关节软骨的厚度增加。通过训练可加强软骨的可压缩性，以保证关节软骨面在不适应情况下有较大的代偿作用。关节软骨接触面积可以增加，当受到应力时，单位面积受到的力量就能降低。在生理上，关节软骨既无神经又无血管，它的营养主要由滑液和关节囊滑膜层周围的毛细血管供应。在胶原纤维之间，分布着软骨细胞，软骨细胞由浅层向深层逐渐由扁平样至椭圆或圆形的细胞构成，这些软骨细胞维持关节软骨的正常代谢。

关节软骨的力学性能主要有：

①承受力学负荷：关节软骨可使应力均匀分布，使承重面扩大，从而更好地承受应力负荷，同时也保护关节不易损伤。

②润滑作用：关节软骨表面覆盖的关节滑膜分泌滑液，使关节运动更加灵活且不易磨损。在关节滑膜有病变时，如类风湿性关节炎等，滑液分泌异常使关节失去正常的润滑作用影响功能及关节软骨的营养，从而出现关节疼痛等症状。

③力的吸收：关节软骨同时具有良好的弹性，能够最大限度地吸收、缓冲应力作用。而关节软骨损伤后力的吸收作用降低，关节退变会进行性加重。同时，关节软骨具有一定的渗透性，健康软骨的渗透性很小，在炎症或者损伤的时候，关节软骨的渗透性大于正常组织，可出现关节积水、疼痛等有关症状。

（2）关节的力学性能。

①关节静力学：分析关节在静止状态下的受力情况，根据杠杆平衡原理估算关节受力大小和关节肌力矩。分析关节运动和受力情况时，不能忽略关节自身的结构、关节周围的肌肉和韧带的作用。比如正常伸膝时，胫骨内外侧髁的受力基本是相同的，当膝内翻畸形（O形腿），膝关节向外侧移位，压迫内侧胫骨平台，内侧软骨压力增大，并使外侧副韧带拉应力逐渐增加，下肢力线倾斜，常伴有小腿内旋和足旋前。而膝外翻畸形（X形腿）时，身体力线则外移，从而引起相反的生物力学改变。

②关节动力学：关节动力学包括两个方面的内容：一是组成关节的各部分在外力作用下的运动特征，主要是关节软骨、关节液和韧带部分；二是作为一个结构整体的关节动力学。其研究方法和关节静力学类似，但还需要考虑人体运动的惯性参数。常用的思路是根据测定的肢体末端的外力和运动学数据，计算关节的反作用力和肌肉力矩。例如，行走时，股骨头受力受步行加速度的影响，正常情况下，在步行的支撑期足跟着地时，股骨头受力约为体重的5.8倍，而在跑跳时股骨头承重可达体重的10倍或更多，行走时，股骨头上可产生两个力的峰值，行走时的一个峰值是足跟着地时，达体重的4倍；足尖离地前出现第二个峰值，可达体重的7倍。假如行走时使用手杖，应使用疼痛或做了手术后的髋部对侧的手，这样可减少患侧髋关节股骨头上的力。

（三）运动训练生物力学

1. 运动训练生物力学的任务

（1）研究身体结构和机能的力学特性：运动生物力学从生物力学的观点研究运动器官、呼吸、血液循环、神经等系统的结构及运动素质的力学特征，并考虑到性别、年龄的特点及训练水平的影响等。

（2）确立运动技术原理：通过对各项运动技术的生物力学研究，提出必要的参数，将各种各样完成动作的实践上升为理论，塑造出标准运动技术的模式，使相关人员明确正确的训练动作，然后通过科学手段对训练动作进行技术诊断，提高训练的科学性。

（3）改进和设计运动器械：人体本身的运动效果和器械对人体的作用效果同运动器械是否具备良好的运动性能有关。从运动生物力学观点出发，把人体运动技术和运动器械的力学性能结合起来考虑，提出运动器械最佳的标准，改进旧的或设计新的运动器械。

（4）防治运动创伤：通过对人体结构的力学研究和对运动技术的生物力学分析，揭示人体各器官系统的形态结构与机能之间的具体联系，使人们知道什么运动对健康无妨，什么运动容易损伤，从而正确地选择训练方式。

2. 运动生物力学的主要内容

（1）人体结构材料力学：运动生物力学把人体骨骼看作支撑器官，研究它的力学性能及安全强度；把两骨通过关节的连接看作运动偶，把依次连接起来的运动偶看作运动链；把骨骼、关节和肌肉构成的整体视为骨杠杆系统；分析在肌肉的拉力下骨骼围绕关节所进行的转动；探讨肌肉在运动链中的各种作用。同时也涉及呼吸、血液循环等器官的力学特性。

（2）人体静力学：主要是研究人体活动时的平衡问题。运动生物力学把人体看作组合物体，分别由头、躯干、上臂、前臂、手、大腿、小腿和足这些环节组成，用一定的方法确定人体各环节重心，并求得人体重心。从运动训练生物力学的方向和角度来看，当物体处于静止状态时，其所受的外力合力为0，而力矩同样也是0，运动训练需要明确静力学的作用和要素，当人做起跑动作时，逐渐实现由静止转移向运动状态的动作，由静到动的状态转变需要让人体更加快速地完成运动状态的切换。

（3）人体运动学：人体除平衡运动外，还有位移运动、旋转运动和复杂的空间运动。这是以人的整体运动的主要特征进行的分类，是相对的。在这相对的分类中，多见的是复杂的空间运动。人体运动学是从空间和时间的观点描述人体的运动，探讨人体位置的变化和时间的关系，求得平动和转动中的位移、时间、速度和加速度，也研究跳跃和投掷的合理角度等问题，它抓住运动的外形，分析运动的现象和过程。将运动训练生物力学应用于运动训练，可以从运动学的角度开展分析，主要通过各类先进的仪器和测量技术方法，对运动员的实际运动状态和身体素质情况进行全面精准的记录，并通过各类数据深入分析运动员在运动状态下所出现的速度及加速度情况，结合运动学参数调整运动员的训练方法。

（4）人体动力学：以力学定律为基础，探讨力和人体运动的关系。当把人体当作一个力学对象研究其受力情况时，将影响人体运动的力分为外力和内力两类。外力是人体以别的物体的作用力，是使人体产生加速度或发生变形的原因，它包括人体重力、支撑反作用力、摩擦力和流体阻力等。内力是人体各部分之间的相互作用，致使人体发生变形、产生局部加速度，它包括组织器官的被动阻力和肌肉拉力等，其中肌肉拉力是制约人体运动的主导力。一般人体运动是人体与外界环境之间的相互作用引起的。

（5）各项运动技术的生物力学分析：这是紧密结合体育实践，为运动训练服务的一部分内容，常对各项优秀运动员的运动技术进行定量的研究，探讨各项运动技术的原理和最佳运动技术。

（陈胜雄、杨海涛）

四、运动的功能评定

（一）心肺功能的评定

1. 心功能评定

临床常用的心功能评定方法包括对体力活动的主观感觉分级，如心脏功能分级、自觉用力程度分级，超声心动图、心脏负荷试验，如心电运动试验、超声心动图运动试验、核素运动试验、6分钟步行试验（6 minute walking test，6MWT）等。心脏负荷试验中最常用的是心电图运动试验（ECG exercise test）。心电图（ECG）是通过观察受试者运动时的各种反应（呼吸、血压、心率、心电图、气体代谢、临床症状与体征等），判断其心、肺、骨骼肌等的储备功能（实际负荷能力）和机体对运动的实际耐受能力。

2. 肺功能评定

呼吸的生理功能是进行气体交换，从外环境中摄取氧，并排出二氧化碳。肺循环和肺泡之间的气体交换称为外呼吸，它包括肺与外环境之间进行气体交换的通气功能和肺泡内的气体与肺毛细血管之间进行气体交换的换气功能。体循环和组织细胞之间的气体交换称为内呼吸。细胞代谢所需的氧和所产生的二氧化碳靠心脏的驱动，经血管由血液携带在体循环毛细血管和肺循环毛细血管之间运输。肺功能评定对临床康复具有重要的价值。在肺功能评定里，最常用的内容分别为肺容积、通气功能和运动气体代谢测定。

（1）肺容积：肺容积是指安静状态下，测定一次呼吸所出现的容积变化。

（2）通气功能：通气功能是指在单位时间内随呼吸运动进出肺的气量和流速，又称动态肺容积。

（3）运动气体代谢测定：运动气体代谢测定是通过呼吸气分析，推算体内气体代谢情况的一种检测方法，因为无创，可反复、动态观察，在康复功能评定中应用价值较大。

（二）肌张力评定

肌肉静止松弛状态下被动牵拉的紧张度称为肌张力。肌张力是维持身体各种姿势以及正常运动的基础。人在静卧休息时，身体各部肌肉所具有的张力称静止性肌张力。躯体站立时，肌肉无显著收缩，但躯体前后肌肉亦保持一定张力，以维持站立姿势和身体稳定，称为姿势性肌张力。在运动过程中，保证肌肉运动连续、平滑、稳定进行的肌张力称为运动性肌张力。

1. 检查方法

主要是手法检查。首先观察并触摸受检肌群在放松、静止情况下的肌张力状态，并观察主动活动进行判断。

（1）肌张力减低（弛缓）：检查者推拉患者肌群时几乎感受不到阻力；患者自己不能抬起肢体，检查者松手时，肢体即向重力方向下落；肌张力显著降低时，肌肉不能保持正常肌的外形与弹性，表现松弛软弱。

（2）肌张力增高（痉挛）：肌腹丰满、硬度增高；患者在肢体放松的情况下，检查者以不同的速度使患者的关节做被动运动时，感觉有明显阻力，甚至很难进行被动运动；检查者松手时，肢体被拉向肌张力增高一方；长时间的痉挛可能会引起局部肌肉或肌腱的挛缩，影响肢体运动；痉挛肢体的腱反射常表现为亢进。

（3）临床分级。

①肌张力降低。a. 轻度：肌张力降低；把肢体放在可下垂的位置上，检查者松手时，肢体只能短暂地抗重力，随即下垂；同时有肌力下降，但有一定的功能活动。b. 中度到重度：肌张力显著降低或消失；若把肢体放于可下垂的位置上，检查者松手时，肢体立即下垂；同时有肌力显著丧失，不能产生有功能的活动。

②肌张力增高：改良的阿什沃思（Ashworth）分级标准：a. 0级：正常肌张力。b. 1级：肌张力略微增加。受累部分被动屈伸时，在关节活动范围之末时呈现最小的阻力，或出现突然卡住和突然释放。c. 1+级：肌张力轻度增加。在关节活动后50%范围内出现突然卡住，然后在关节活动范围后50%均呈现最小阻力。d. 2级：肌张力较明显地增加。通过关节活动范围的大部分时，肌张力均较明显地增加，但受累部分仍能较容易地被移动。e. 3级：肌张力严重增加。被动活动困难。f. 4级：僵直。受累部分被动屈伸时呈现僵直状态，不能活动。

2. 适应证

痉挛与肌张力评定适应证如下：

（1）失用性肌肉功能障碍：由制动、运动减少或其他原因引起的肌肉失用性改变，导致肌肉功能障碍。

（2）肌源性肌肉功能障碍：肌肉病变引起的肌肉萎缩或肌力减弱。

（3）神经源性肌肉功能障碍：由神经病变引起的肌肉功能障碍。

（4）关节源性肌肉功能障碍：由关节疾病或损伤引起的肌力减弱，肌肉功能障碍。

（5）其他肌肉功能障碍。

3. 禁忌证

关节不稳、骨折未愈合又未做内固定、急性渗出性滑膜炎、严重疼痛、关节活动范围极度受限、急性扭伤、骨关节肿瘤等。

4. 注意事项

（1）测定前应向患者说明检查目的、步骤、方法和感受，使患者了解测试全过程，消除紧张。

（2）测试前摆放好患者的体位，充分暴露患者的受测部位，应首先检查健侧同名肌，再检查患侧，以便两侧比较。

（3）应避免在运动后、疲劳时及情绪激动时进行检查。

（4）检查时室温应保持在22～24℃。

（三）肌力评定

肌力（muscle strength）是指肌肉收缩的力量。肌力评定是测定受试者在主动运动时肌肉和肌群产生的最大收缩力量。肌力评定是对神经、肌肉功能状态的一种检查方法，也是评定神经、肌肉损害程度和范围的一种重要手段。肌力评定分徒手肌力测定和器械肌力测定。

1. 徒手肌力测定

（1）概念。徒手肌力测定（MMT）是根据受检肌肉和肌群的功能，让受试者处于不同的检查体位，然后嘱其分别在克服自身重力（抗重力）和抗阻力的条件下做一定的动作，按照动作的活动范围及抗重力和抗阻力的情况将肌力进行分级。

（2）特点。①简便，不需要特殊的检查器具。②以自身各肢体的重量作为肌力评定标准，能够反映出与个人体格相对应的力量，比器械肌力测得数值更具有实用价值。③定量分级标准较粗略。④只能表明肌力的大小，不能表明肌肉收缩耐力。

（3）检查标准。国际上普遍应用的徒手肌力测定是美国哈佛大学Lovett教授的6级分级法，见表1-1。

表1-1　Lovett分级法

级别	名称	标准	相当正常肌力的百分比/%
0	零（Zero，O）	无可测知的肌肉收缩	0
1	微缩（Trace，T）	有轻微收缩，但不能引起关节活动	10
2	差（Poor，P）	减重状态下能做关节全范围运动	25
3	尚可（Fair，F）	能抗重力做关节全范围运动，但不能抗阻力	50
4	良好（Good，G）	能抗重力，仅能抗一定阻力运动	75
5	正常（Normal，N）	能抗重力，抗充分阻力运动	100

美国医学研究委员会在Lovett分级基础上进一步细分，即MRC肌力分级法，见表1-2。

表1-2　MRC肌力分级法

等级	评级标准
5	肌肉抗最大阻力时活动关节达到全范围
5–	肌肉抗最大阻力时活动关节未达到全范围，但>50%活动范围

续表

等级	评级标准
4+	肌肉抗中等阻力时活动关节达到全范围，抗最大阻力时<50%活动范围
4	肌肉抗中等阻力时活动关节达到全范围
4–	肌肉抗中等阻力时活动关节未达到全范围，但>50%活动范围
3+	肌肉抗重力时活动关节达到全范围，但抗中等阻力时活动关节<50%范围
3	肌肉抗重力时活动关节达到全范围
3–	肌肉抗重力时活动关节未达到全范围，但>50%活动范围
2+	肌肉克服重力后活动关节达到全范围，肌肉抗重力活动时<50%范围
2	肌肉克服重力后活动关节达到全范围
2–	肌肉克服重力后活动关节未达到全范围，但>50%范围
1+	肌肉克服重力后活动关节在全范围50%以内
1	可触及肌肉收缩，但无关节运动
0	没有可以测到的肌肉收缩

2. 器械肌力测定

当肌力超过3级时，为进一步做准确的定量评定，可采用器械进行肌力测定。常用的检查方法有握力测定、捏力测定、背肌力测定、四肢肌群肌力测定和等速肌力测定。器械肌力测定可获得精确数据，但测定肌力时要注意安全，特别是等速肌力测定，旋转角度要预先设定，运动以恒速进行，故对关节活动范围受限、严重的关节积液、骨关节急性扭伤等病人禁止应用；对于疼痛、慢性软组织损伤、骨质疏松、骨折术后的病人应慎重使用。

3. 肌力检查的注意事项

（1）宣教和动员：向受试者说明检查的目的、步骤和方法等，消除其紧张心理，取得充分理解和合作。

（2）合理的姿势：测试动作应标准化，采取合理的测试姿势，近端肢体固定于适当体位，防止出现替代动作。

（3）适当的时机：病人的状态以及合作情况对肌力检查均有影响，因此应避免在病人疼痛、疲劳时，运动后或饱餐后做肌力测定。

（4）健、患侧比较：因正常肢体的肌力也有生理性改变，因此每次测试都应进行左右对比，尤其在4级和5级肌力难以鉴别时，更应做健、患侧的对比观察。一般认为两侧差异大于10%有临床意义。

（5）注意禁忌：肌力器械测试时，持续的等长收缩可影响心脏和血压，故对有明显的高血压和心脏病的病人禁用；不适用于中枢神经系统疾病致痉挛性瘫痪的病人。

（四）关节活动范围测定

关节活动度又称关节活动范围（range of motion，ROM），是指关节活动时经过的角度，是衡量一个关节运动量的尺度。具体而言，关节活动度是指关节的移动骨在靠近或远离固定骨的运动过程中，移动骨所达到的新位置与起始位置之间的夹角。关节活动度评定是运动功能评定的最基本、最重要的内容之一，神经、肌肉、骨骼等伤病应进行关节活动度评定。

1. 关节活动度的分类

由于关节的活动包括主动活动和被动活动，故关节活动度也分为主动关节活动度和被动关节活动度两大类：

（1）主动关节活动度（active joint range of motion，AROM）：是指通过患者主动、随意运动达到的关节活动范围。

（2）被动关节活动度（passive joint range of motion，PROM）：是指肢体被动运动达到的关节活动范围。

2. 关节活动度评定

在正常情况下，被动关节活动度略大于主动关节活动度。各种关节本身的疾病和关节周围的软组织粘连、瘢痕挛缩、骨折等常导致主动关节活动度和被动关节活动度减小，而周围神经和肌肉损伤所导致的肌力下降常引起主动关节活动度下降而被动关节活动度正常。因此，在评定中发现主动关节活动度异常时，必须进一步进行被动关节活动度的检查，以明确功能障碍的原因。

3. 关节活动度评定的目的

关节活动度评定是康复评定的基本内容，其主要目的包括：

（1）确定关节功能状况。

（2）明确关节活动异常的原因。

（3）指导康复治疗。

4. 适应证

（1）骨关节与肌肉系统疾病患者、神经系统疾病患者及术后关节活动度受限患者。

（2）其他原因导致关节活动障碍的患者。

5. **禁忌证**

（1）关节急性炎症期（严重疼痛、肿胀导致无法测量）。

（2）肌腱、韧带、肌肉手术后急性期。

（3）关节骨折或脱位未愈合或未作处理等。

6. **关节活动度评定**

测量步骤：

（1）向被检者简单扼要地解释ROM测量目的与方法，使其消除紧张和不安，取得合作。

（2）暴露待检查部位，确定测量体位。

（3）固定构成关节的近端部分。要求被检查者受累关节进行各种主动运动（如屈伸、内收、外展等）。治疗师首先示范该关节应如何运动。

（4）测量AROM主动运动过程中如出现ROM受限，治疗师继续被动运动该关节如果被动运动时较容易达到该关节正常运动范围终点，提示AROM受限。

7. **注意事项**

有下列情况存在时，AROM和PROM测量操作应特别谨慎：

（1）关节或关节周围发生炎症或感染。

（2）关节半脱位。

（3）怀疑存在骨性关节僵硬。

（4）软组织损伤，如肌腱、肌肉或韧带损伤。

（5）注意药物对ROM测量结果的影响，被测者服用镇痛剂时可能会抑制患者对疼痛的反应，患者服用肌松弛剂期间，关节运动度可能过大。

（6）当患者有明显的骨质疏松或骨的脆性增加时，应避免进行PROM测量。

8. **关节活动度评定**

关节活动度测量后应采用规范表格进行记录，并对结果进行分析，从而对关节功能作出评定。

（五）步态分析

行走是人体躯干、骨盆、下肢以及上肢各关节和肌群的一种周期性规律运动，步态是指行走时人体的姿态，是机体结构与功能、运动调节系统、行为及心理活动在行走时的外在表现。正常的步态有赖于中枢神经系统以及骨骼肌肉系统的正常、协调工作，当中枢神经系统和（或）骨骼肌肉系统由于疾病或损伤而受到损害时，就有可能出现步态的异常。步态分析是利用力学的概念和人体解剖、生理学知识对人体行走功能状态进行对比分析的一种生物力学研究方法。

1. 步态参数

（1）步长：从一侧足跟着地处至另一侧足跟着地处之间的线性距离，以cm为单位，正常人为50～80 cm。

（2）跨步长：同一腿足跟着地处至再次足跟着地处之间的线性距离，以cm为单位，正常人跨步长是步长的两倍，为100～160 cm。

（3）步宽：一足的纵线至另一足的纵线之间的距离。

（4）步角：足跟中点至第二趾之间连线与行进线之间的夹角，一般小于15°。

（5）步频：在单位时间内行走的步数，一般用平均每分钟行走的步数表示，以步/min计，正常人平均自然步频为95～125步/min。

（6）步速：即步行速度，在单位时间内行走的距离，用m/s或m/min计，正常人平均自然步速约为1.2 m/s。在临床上，一般是让测试对象以平常的速度步行10 m的距离，测量所需的时间，以此来计算其步行速度。

步态参数受诸多因素的影响，即使是正常人，由于年龄、性别、身体胖瘦、高矮、行走习惯等不同，个体差异较大，因此正常值比较难以确定。

2. 步态周期中的关节角度变化

正确分析步态前，需了解整个步态周期人体相关关节的变化情况。

3. 注意事项

（1）选择环境：选择病人行走的地方，并测量准备让病人走的距离。确定观察者自己的位置，以便能看到观察对象的全貌。如果拍照，相机应当放在能看到病人下肢、脚以及从矢状面和冠状面都能看到头和躯干的地方，即观察者与观察对象成45°角较合适。

（2）观察顺序：分别从矢状面（侧面）或冠状面（前、后）观察，观察时可集中注意力在步态周期的某一部分某节段，不要从一个节段跳到另一个节段或从一个周期跳到另一个周期。

（3）双侧对比：如偏瘫病人等大多数虽只有一侧受累，但身体另一侧也可能会受到影响，因此要观察两侧，进行自身对比。

4. 常见异常步态

如前所述，各种神经、运动系统的病损都可能会导致步态的异常，而异常步态的表现又各不相同。下面对临床上一些较为常见的异常步态进行简单的描述。

（1）臀大肌步态。臀大肌无力者，足跟着地时常用力将胸部后仰，使重力线落在髋关节后方以维持髋关节被动伸展，站立中期时绷直膝关节，形成仰胸挺腰凸肚的臀大肌步态，见图1-1（a）。

（2）臀中肌步态。臀中肌麻痹多由脊髓灰质炎引起。一侧臀中肌麻痹时，髋关节侧方稳定受到影响，表现为行走中患侧腿于站立相时，躯干向患侧侧弯，以避免健侧骨盆下降过多，从而维持平衡。两侧臀中肌受损时，其步态特殊，步行时上身交替左右摇摆，状如鸭子，故又称鸭步，见图1-1（b）。

（3）腰大肌步态。右侧髋明显外旋，屈曲和外展，见图1-1（c）。

（4）帕金森步态。是一种极为刻板的步态，表现为步行启动困难、行走时上肢交替迈步动作消失、躯干前倾、髋膝关节轻度屈曲、踝关节于迈步相时无跖屈，拖步、步幅缩短。由于帕金森患者常表现为屈曲姿势，致使重心前移。为了保持平衡，患者小步幅向前行走，不能随意骤停或转向，呈现出前冲或慌张步态，见图1-1（d）。

（5）偏瘫步态。指一侧肢体正常，而另一侧肢体因各种疾病造成瘫痪所形成的步态。其典型特征为患侧膝关节因僵硬而于迈步相时活动范围减小、患侧足下垂内翻；为了将瘫痪侧下肢向前迈步，迈步相时患侧代偿性骨盆上提，髋关节外展、外旋，使患侧下肢经外侧画一个半圆弧而将患侧下肢回旋向前迈出，见图1-1（e）。

（6）画圈步态。上肢正常，右下肢外旋外展，见于髋屈肌无力或不能屈膝的情况，见图1-1（f）。

（7）抬髋步态。使腰方肌收缩，髋上抬，躯干向病侧倾，患侧肩下沉和对侧肩上升，以抬高右骨盆使足于迈步时能离开地面，见图1-1（g）。

（8）跨越或垂足步态。为免足尖拖地，高高地提起膝，见图1-1（h）、图1-1（i）。

（9）短腿步态。患肢缩短达2.5 cm以上者，该侧着地时同侧骨盆下降导致同侧肩倾斜下降，对侧迈步腿髋膝关节过度屈曲、踝关节过度背屈。如果缩短超过4 cm，则缩短侧下肢以足尖着地行走，其步态统称短腿步态，见图1-1（j）。

（10）后根或后索型共济失调步态。迈步不稳，不知深浅，也难站立，见图1-1（k）。

（11）痉挛性截瘫步态：脊髓损伤所致截瘫患者，如脊髓损伤部位稍高且损害程度较重但能挂双拐行走时，双下肢可因肌张力高而始终保持伸直，行走时出现剪刀步，在足底着地时伴有踝阵挛，呈痉挛性截瘫步态，使行走更加困难，见图1-1（1）。

（12）剪刀步态。常见于痉挛型脑性瘫痪，由于髋关节内收肌痉挛，行走时于迈步相时下肢向前内侧迈出，双膝内侧常相互摩擦碰撞，足尖着地，呈剪刀步或交叉步，交叉严重时步行困难，见图1-1（m）。

（13）小脑性共济失调步态。为小脑功能障碍所致。患者行走时不能走直线，而呈曲线或呈"Z"字形前进；两上肢外展以保持身体平衡见图1-1（n）。

（14）醉汉步态。亦见于平衡不良的小脑性共济失调，见图1-1（o）。

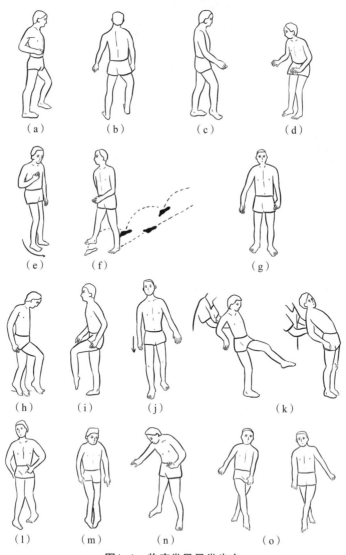

图1-1　临床常见异常步态

五、日常生活功能评定

人们在日常生活中不断进行着各种各样的活动，其中为维持生存及适应生存环境而每天必须反复进行的、最基本的、最具有共同性的活动为日常生活活动（activity of daily living，ADL）。日常生活活动这一概念于1945年由Dearier最早提出，当时是指躯体损伤后应该考虑评定残疾者为维持日常生活而每天必须反复进行的、最基本的、最具有共同性的一系列身体动作，包括进食、穿衣、大小便控制、洗澡、行走等，是个体独立的基础。

日常生活活动是个人自我照顾及生活独立程度的重要指标。对于病、伤、残疾者来说能够实现ADL最大限度自理是康复工作者最重要的工作范畴，也是重建其生活信心、重新找回在家庭和社会中的角色定位，获得成功感和尊重最佳、最直接的方式之一。进行ADL评定不仅可以反映患者的失能程度，预测照顾需求，也是临床上进行ADL训练的依据以及评估康复治疗成效的重要指标。

（一）分类

日常生活活动通常分为躯体或基础性日常生活活动（physical or basic activity of daily living，PADL或BADL）和工具性日常生活活动（instrumental activity of daily living，IADL）两大类。

1. P（B）ADL

包括自理活动和基本移动能力，其中的自理活动包括进食、梳妆、洗漱、洗澡、如厕、穿衣等；基本移动能力包括翻身、从床上坐起、转移、行走、驱动轮椅、上下楼梯等。P（B）ADL通常反映躯体较粗大的运动功能，是患者在家中或医院中每天所需的基本自理活动，适用于评定残疾较重者，一般在医疗机构内应用。

2. IADL

指人维持独立生活所进行的一系列活动，包括使用电话、购物、做饭、处理家务、洗衣、服药、理财、使用交通工具、处理突发事件及在社区内的休闲活动等，通常需使用一些工具才能完成，是在社区环境中进行的日常活动。IADL通常反映躯体较精细的运动功能，适用于评价残疾较轻者，常用于对生活在社区的残疾者进行调查。

（二）评定

1. Barthel指数

Barthel指数（Barthel index，BI）评估项目包括进食、个人卫生、洗澡、如厕、转移、穿衣、行走、大便控制、小便控制、上下楼梯10项日常生活活动。BI用以评估失能/依赖的严重程度，具有评定简单、信度高、灵敏度好的优点，是目前临床上应用最广、研究最多的一种BADL评定方法。BI总分为100分，根据是否需要帮助及帮助程度分为0分、5分、10分、15分4个功能等级。得分越高，独立性越强，依赖性越小。

2. 改良Barthel指数

改良Barthel指数（MBI）是针对BI评定等级少、分类粗糙、敏感度低的缺陷进行改良，将10个评定项目都细分为完全依赖、最大帮助、中等帮助、最小帮助和完全独立5个等级，总分仍为100分。

3. 功能独立性评定

功能独立性评定（FIM）是1983年由美国康复医学会和美国物理医学与康复学会提出的，用以评价记录患者的残疾程度和医疗康复结果，是美国作为衡量医院医疗管理水平与医疗质量的一个客观指标，目前已在全世界广泛应用。

（刘文荣、杨海涛）

六、运动康复方法

（一）有氧训练

有氧运动的概念来自机体消耗存储能量的方式，即有氧代谢。生命存活的状态本身即需由消耗能量来维系，即便静卧不动亦需耗能，而活动状态则需更大量的能量消耗。人体存储能量的主要形式为三磷酸腺苷（ATP）、糖、脂肪及蛋白质。而细胞活动所能直接使用的能源只有ATP，其他储能形式均须通过一系列化合反应将储存的能量转化为ATP的形式才能被细胞使用。

有氧耐力训练可使人体的心血管、呼吸、神经、肌肉、骨骼及关节软骨韧带、内分泌系统形成长期的适应性改变。

有氧耐力训练对心血管系统的影响主要表现在最大心输出量、每搏输出量的增加，以及由此促使的静息心率下降、储备心率的增加（或称为徐脉）。另外，肌肉组织的毛细血管密度也会因有氧训练而增加，以适应随之增加的气体交换和代谢物质扩散速度的需求。

得益于有氧训练时参与的肌群所发生的局部神经性和化学性适应，在进行最大强度的运动时，呼吸的潮气量和呼吸频率可较经历长期有氧训练前均上升，在非最大强度的活动中，潮气量相较训练前上升，而呼吸频率相对下降。

神经功能在有氧耐力训练的初期阶段即可发生重要的适应性改变，经历有氧训练后，神经功能的效率即迅速提升，并表现出由收缩机制引发的疲劳延迟，另外，随着有氧运动表现的提升，参与运动的主动肌及协同肌的运动单位轮替激活，避免部分肌纤维的持续强直收缩，保持所需的最低肌力输出，从而在更低能耗的基础上完成更高效的运动。

肌肉对有氧耐力训练产生的主要适应性改变就是有氧能力的提升，可令运动员更轻松地应对相同强度的运动，同时突破至更高强度的训练。同时，因为有氧耐力训练过程中会以非最大强度进行肌肉的反复高频的收缩，相较于Ⅱ型肌纤维，Ⅰ型肌纤维的有氧能力提升会强于Ⅱ型肌纤维；但如进行高强度间歇性训练，Ⅱ型肌纤维的有氧能力亦会有明显提升，但是长期有氧耐力训练则会令Ⅱ型肌纤维的质量减少。相对应地，Ⅰ型肌纤维可在有氧训练后发生肌肥大现象，但其增幅仍远不及专项的肌肉训练明显。长期的有氧耐力训练还会令Ⅱx型肌纤维（快酵解型肌纤维）向Ⅱa型肌纤维（快速氧化型肌纤维）发生转换，进一步适应有氧代谢环境。在肌纤维内部会发生线粒体大小、数量及肌红蛋白的增加，提升氧气运载与有氧代谢速率，从而提升肌肉有氧代谢能力。

有氧运动过程中通过持续增加的运动强度，发生在骨骼上的运动压力、循环性张力不断超负荷刺激骨骼生长阈值点，促进骨的生长，增强骨密度。运动负荷的刺激亦可造成关节软骨的增厚与肌腱韧带强度的增加。

长期的有氧耐力训练也会对内分泌系统产生影响，有氧运动可增加激素循环并可增加受体的数量与替换率，主要通过睾酮、胰岛素、类胰岛素生长因子及生长激素影响骨骼、肌肉、结缔组织的完整性，并辅助新陈代谢维持在正常范围。

有氧运动一般可采用上/下肢功率自行车、跑步机、减重跑台、水下跑台或游泳、登山等其他户外运动的形式进行，运动频率通常推荐每周3次以上，健康人群可采取每周3～5次中等和大强度运动相结合的方式进行有氧耐力训练，或每周5次以上中等强度运动，健康状况欠佳的患者建议采用低强度有氧运动，逐渐过渡至中等强度混氧运动。每次运动的时间保持在20～60 min，循序渐进地增加运动强度及时长。具体有氧耐力训练运动处方参考表见表1-3。

表1-3 有氧耐力训练运动处方参考表

有氧耐力训练	局部有氧	全身有氧	基础耐力	进阶耐力
时间/组数	40~50 RM 3~4组	≥20~30 min	30~60 min	20~60 min
节奏	1-0-1，2-0-2	可多变的	可多变的	可多变的
间歇	1 min	无须休息	取决于强度	取决于强度
频率	每天	每天	>5次/周	3~5次/周
主观感受/强度	容易——一般 心率增加<30% HRR 血乳酸<2 mmol	容易——一般 60%~65% HRmax 血乳酸<2 mmol	一般——困难 65%~80% HRmax 血乳酸2~3 mmol	困难 80%~95% HRmax 血乳酸3~6 mmol

注：RM：最大重复次数（repetition maximum），是指在一定负荷下可以执行的动作的最大次数；HRR：心率储备（heart rate reserve）；HRmax：最大心率（maximal heart rate）。

（二）关节灵活性训练

关节灵活性是指关节扩展其极限运动范围的能力，也常以关节活动度（ROM）来描述其程度。通常来说，同一关节的关节灵活性与关节稳固性相互对立，不同关节的灵活性可表现不同状态。关节灵活性又可分为被动关节灵活性与主动关节灵活性，被动关节灵活性主要受结构性因素影响，包括骨关节及周围软组织因素；主动关节灵活性基于被动关节灵活性，并受神经肌肉控制能力的因素影响。影响关节灵活性的因素包括年龄、性别、关节本身的骨性结构、关节周围软组织强弱及其他的生理病理情况。

关节灵活性训练运动处方见表1-4。

表1-4 关节灵活性训练运动处方

受限因素	训练分阶	A阶	B阶	C阶
	愈合分期	急性炎症期	组织机化期	功能重塑期
关节	强度	无负荷、无痛的	低负荷	高负荷
	幅度	中等幅度ROM	终末小幅度ROM，在有牵拉感前停止运动	终末小幅度ROM，明显牵拉感，时间越长越好
	训练方式	缓慢动态关节活动	静态结合动态关节活动	静态结合动态关节活动
筋膜	强度	低负荷	高负荷	高负荷（10~15 RM） 节奏：3-0-1
	幅度/组频	小幅度ROM，在有牵拉感前停止运动	终末小幅度ROM，感觉到牵拉感，时间越长越好	2~3组/次 2~3次/周
	训练方式	静态结合动态筋膜牵拉	静态结合动态筋膜牵拉	离心抗阻训练

（三）肌力训练

人体的骨骼和内脏所产生的动作，不管是肢体的活动，还是心脏的跳动，抑或是胃肠的蠕动，均由肌肉收缩完成。而人体的肌肉主要分为3类：骨骼肌、心肌和平滑肌。

肢体的动作全部由骨骼肌完成。骨骼肌属于横纹肌，每块肌肉同时附着在两个或多个不同的骨骼或筋膜上，通过收缩产生力，拉动不同结构靠近，从而产生运动。人体共有600余块骨骼肌，每块肌肉均有特定的形态结构、血液供应和神经支配，因其可受意识控制，又被称为随意肌。相对而言，血管及内脏器官的平滑肌，以及仅见于心脏的心肌均不受意识支配，属于非随意肌。

骨骼肌的基本结构由肌腹和肌腱两部分构成，其中的肌腹为具有收缩和舒张的功能结构，肌腱一般位于肌肉两端，由紧致粗大的胶原纤维构成，肌腱本身无收缩能力，但抗拉性强，其一端连接肌腹，另一端附着于骨骼或腱膜，肌肉便是通过肌腱将拉力传导至其连接的不同结构，来稳定关节或产生屈伸或旋转的动作。每块肌肉的表面又包裹着由结缔组织构成的肌外膜，以将不同肌肉分隔开来；一块肌肉由许多条肌束组成，肌束是由结缔组织结构的肌束膜包裹着多条肌细胞（常常称为肌纤维）组成；每条肌纤维表面亦由结缔组织的肌纤维膜包覆。这些包裹肌纤维的结缔组织覆膜维持了肌肉的形态，支持和保护肌肉组织，并与肌腱相融合，就此将肌腹与肌腱延续起来。人体肌肉结构见图1-2。

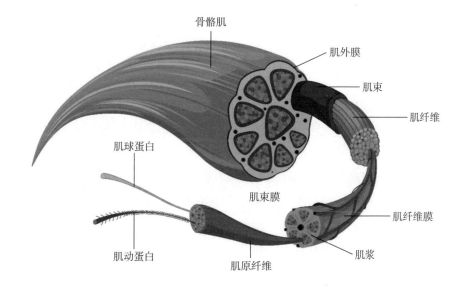

图1-2 人体肌肉结构

对于肌力的训练可以从三个维度来考虑：抗疲劳能力、最大力量和收缩速度。

抗疲劳能力表现为肌耐力，肌耐力的训练主要强调肌肉代谢功能上的改变，如毛细血管的增加、酵解酶的增加等。肌耐力的训练目的是增加肌肉在无氧状态下尽可能多地利用能量的能力。

最大力量训练包括肌肥大以及神经肌肉内协调，肌肥大强调肌节的增加、肌纤维的增粗，从肌肉的结构和形态上产生训练适应。为了诱发肌肉产生肥大的适应性变化，"亚最大强度收缩至力竭"的训练方法特别有效。据推测，如果训练做到了高肌肉张力、细胞内H^+浓度高（高乳酸浓度），并最大限度耗尽肌肉细胞内富含能量的磷酸盐，就能最有效地刺激肌肉生长。

肌肉力量训练运动处方见表1-5。

表1-5　肌肉力量训练运动处方

	肌耐力	肌肥大	神经肌肉内协调	快速力量	反应力量
强度 （1% RM）	60%	70%～75%	90%～100%	80%～100%	尽力跳
重复个数	15～20 （≤2 min）	8～12 （<1 min）	1～3（5）	1～7	10～12
节奏	慢 2-0-2	1-0-1 3-0-1	启动爆发 1-0-1	快速 （<150 s）	间隔 >6～8 s
训练组数	4	5	3	7	3～5
组间休息	0.5～2 min	2～3 min	≥5 min	1～5 min	≥10 min
训练周期	4周	10～12周	6～8周	10～12周	4周

（四）协调训练

运动的协调性是指人体在运动过程中躯干与肢体各部分在时间和空间上相互配合完成动作的能力。其内涵包括主动肌与拮抗肌之间、主动肌与辅助肌之间、核心控制与远端肢体的动作之间、神经与肌肉之间、感觉输入与运动输出之间的相互协调与配合。协调性是人体运动基础能力，包括关节灵活性、肌肉力量、肌耐力、神经肌肉内协调等能力的综合表现，是最终决定动作完成质量的因素。它主要通过神经、肌肉和感知觉的协调作用来实现。

神经协调是指在完成动作的过程中，神经系统通过配合在兴奋和抑制之间相互转换的能力，由运动中枢控制肌肉相互协调，以反射活动的形式实现。在这个过程中，身体各部分系统同时或以先后次序配合协作，共同完成计划的动作，其中包含神经系统的交互抑制、兴奋扩散、优势现象以及反馈活动等生理过程。这种高度的协调性，可以通过训练增强，使神经中枢能在时间与空间的限制内有节奏地转换不同神经的兴奋和抑制状态。

肌肉协调指肌肉以恰当的张力大小、正确的时序进行收缩或放松的能力。肌肉的协调收缩需要运动神经、本体感受器以及肌肉本身的结构共同决定，通过长时间的专项训练，可以改变肌肉收缩能力以及提高肌肉内感受器适应能力。

感知觉的协调作用表现在包括视觉、听觉、前庭器官以及本体感受器等在内的多种感官向中枢神经反馈外界信息及本身状态，从而令大脑在统合多种信息后，对运动作出调整，使动作省力、快速、准确、流畅。

协调能力包括平衡能力、空间定向能力、反应能力、区分辨别能力、耦合能力以及节奏能力。其中平衡能力是指在支撑面上控制身体重心、维持或达成身体姿势的能力；空间定向能力是在所处环境中正确辨识方向及作出定向运动的知觉反应或能力；反应能力是指对来自人体内部及外部刺激快速作出恰当应对的能力；区分辨别能力是指分辨自身各部分肢体之间以及肢体与周围环境位置关系，并确保运动精准、安全、高效的能力；耦合能力指肢体部分节段性动作能恰当地与整体动作协调配合，如上肢拍球的同时奔跑闪避；节奏能力是指在完成动作的时间和力度上呈现出来快慢、强弱有序变化的能力。

协调性训练的核心是身体在不同姿势或运动状态下的稳定能力。针对任一关节在任一阶段的协调性训练中，均强调训练动作完成的质量，并避免在疲劳状态下进行训练。协调训练运动处方见表1-6。

表1-6 协调训练运动处方

	关节稳定性	B-I 反馈	B-II 反馈	前馈
	局部肌肉激活／深感觉	静态稳定	缓慢动态稳定	快速的具有目标性的动作
次数	越多越好	1～20	10～15	10
组数	越多越好	1～2	2～3	10～12
节奏	有控制的	1～6次训练／每个动作>30 s	2-0-2 1-0-1	个性化
休息	完全放松	完全放松	完全放松	完全放松
频率	每天	每24～48 h	每24～48 h	每天
主观感受	简单	简单-中等强度	简单-中等强度	中等-困难强度

（五）日常生活能力训练

日常生活活动是每个人每天都要进行的活动，是个人自我照顾及生活独立程度的重要指标。不同的疾病导致不同的功能障碍，不同的功能障碍所引起的ADL障碍的训练方法有所不同。

1. 体位转移

日常生活中，移动是完成各种动作的基础，当损伤处于急性炎症期时，患者大部分活动需要从床边完成逐渐过渡。一般包括床上移动（翻身、坐起）、从坐到站及床椅转移等。

2. 拐杖的使用

下肢骨伤患者术后需要功能锻炼以及早期下床活动减少卧床并发症发生，患肢不能负重或部分负重，需要借助助行器来减轻下肢负荷、辅助人体支撑体重、保持平衡和辅助人体稳定站立及行走。助行器包括大而稳定的助行架、双腋拐及小而不稳定的单足手杖等。其中双腋拐在骨伤科患者治疗、康复期间应用广泛。

3. 如厕

（1）如厕的步骤：①独立或使用拐杖、助行器移动到马桶（坐便器）附近；②在马桶前完成转身（接近马桶，从健侧转身，直到马桶正好位于身后）；③脱下裤子；④抓住助行器或扶手，小心地坐到马桶上；⑤取厕纸；⑥完成清洁；⑦站起；⑧穿上裤子；⑨冲洗马桶。

（2）日常如厕时需要注意：①注意厕所门槛，如果太高，可能需要降低或拆除；②如果需要提供支持（如坐下或站起时），厕所里应该安装扶手；③卫生纸等宜摆放在伸手易取到的地方；④厕所应做好防滑措施，以免跌倒。

4. 穿脱裤子、鞋、袜

（1）穿脱裤子、鞋、袜障碍的常见原因：①上肢、下肢或躯干关节活动受限；②上肢、下肢或躯干肌力低下；③上肢偏瘫；④移动障碍（上肢无损伤）；⑤认知、知觉及感觉障碍。

（2）常用的适应或代偿方法：①穿宽松轻便的裤子；②穿松紧口或有尼龙搭扣的鞋，避免穿高帮鞋或靴子；③在稳定的床上、轮椅上、扶手椅上穿衣。

（3）穿脱裤子：①在床上穿裤子时，先穿患腿，后穿健腿，用健腿撑起臀部，上提裤子；②在椅子上穿裤子时，先穿患腿，再穿健腿，然后用手抓裤腰站起，将裤子上提；③脱裤子时，坐位松解皮带或腰带，站起时裤子自然落下，先脱健侧，再脱患侧。

（4）适应性辅助用具或设备：长柄鞋拔、穿袜器、纽扣牵引器、拉链环、尼龙搭扣、拾物器等。

（赵学强、钱玉娇、杨海涛）

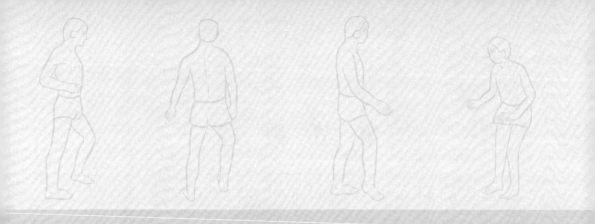

第二章

职业性呼吸系统疾病运动康复

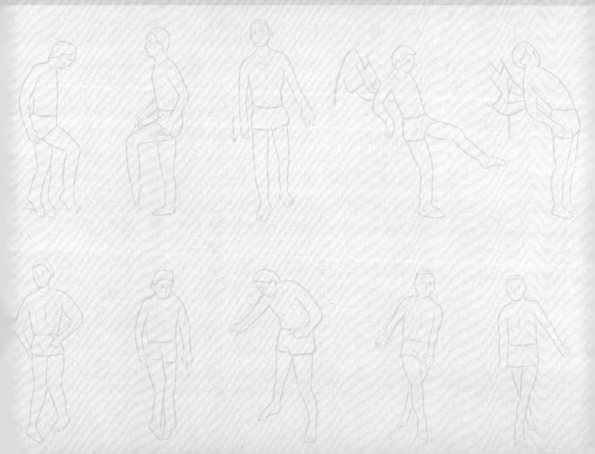

第一节 概 述

职业性呼吸系统疾病是在职业生产活动中因吸入生产性粉尘、刺激性化学物质、过敏原等职业危害因素所致的呼吸系统疾病。按我国《职业病分类和目录》，职业性呼吸系统疾病有：①职业性尘肺病，包括硅（矽）肺、煤工尘肺、石墨尘肺、炭黑尘肺、石棉肺、滑石尘肺、水泥尘肺、云母尘肺、陶工尘肺、铝尘肺、电焊工尘肺、铸工尘肺、根据《尘肺病诊断标准》和《尘肺病理诊断标准》可以诊断的其他尘肺病；②职业性其他呼吸系统疾病，包括过敏性肺炎、棉尘病、哮喘、金属及其化合物粉尘肺沉着病（锡、铁、锑、钡及其化合物等）、刺激性化学物质所致慢性阻塞性肺疾病、硬金属肺病。

一、职业性尘肺病

职业性尘肺病（occupational pneumoconiosis）是在职业活动中长期吸入生产性矿物性粉尘并在肺内潴留而引起的以肺组织弥漫性纤维化为主的疾病。

（一）病因

产生矿物性粉尘而引起尘肺病的主要作业领域有：①矿山开采，主要作业工种是凿岩、爆破、支柱、运输等。②金属冶炼业中矿石的粉碎、筛分和运输，筑炉等。③机械制造业中铸造的配砂、造型，铸件的清砂、喷砂以及电焊作业等。④建筑材料行业中耐火材料、玻璃、水泥、石料生产中的开采、破碎、碾磨、筛选、拌料等；石棉的开采运输和纺织等。⑤交通水电行业，如公路、铁路的修建中隧道开凿、砂石的粉碎过筛、路基的砌碴、路面浇筑；水利大坝坝基的浇筑、砌碴，电厂山洞主体厂房的开凿、爆破等。

按照病因（吸入粉尘的种类）可将尘肺病分为5类：①由含游离二氧化硅粉尘为主引起的矽肺，病理改变以肺组织胶原纤维化为主。②由含硅酸盐粉尘为主引起的硅酸盐肺，病理改变以肺组织间质纤维化为主，如石棉肺、滑石尘肺、云母尘肺、水泥尘肺、陶工尘肺等。③由含煤、石墨、炭黑、活性炭粉尘为主引起的炭尘肺，病理改变以尘及尘细胞灶和肺间质纤维化为主，如煤工尘肺、石墨尘肺、炭黑尘肺等。④由金属及其氧化物粉尘引起的金属尘肺，如铝尘肺。⑤由含游离二氧化硅和其他物质的混合性粉尘引起的混合性尘肺，一般因粉尘中所含游离二氧化硅多少而有不同程度的肺组织胶原纤维化及间质纤维化，如电焊工尘肺、铸工尘肺、陶工尘肺。

（二）临床表现

尘肺病的病程和临床表现取决于患者在生产环境中所接触矿物性粉尘的性质、浓度、接尘工龄、防护措施、个体特征，以及有无并发症/合并症等。常见的并发症/合并症有支气管和肺部感染、肺结核、气胸、肺气肿、慢性阻塞性肺疾病、肺源性心脏病、支气管扩张等。

1. 症状

症状的有无或轻重与尘肺病的期别不一定呈正相关。早期尘肺病可无明显症状，常在胸部X线检查时才被发现。随着病情的进展，逐渐出现咳嗽、咳痰、胸痛、呼吸困难，以及喘息、咯血和全身症状等。

2. 体征

早期一般无异常体征，随着病变的进展，可有呼吸音增粗、干性啰音或湿性啰音，纤维化较严重者还可出现velcro啰音。出现大块纤维化时，在胸部相应的病变部位叩诊浊音甚至实变音，听诊呼吸音低，语颤可增强。有并发症/合并症时可出现相应体征。

3. 辅助检查

（1）胸部X线检查：X射线后前位胸片表现是诊断尘肺病的主要依据。尘肺病肺部特征性的X射线表现主要有小阴影、大阴影。除肺部表现外，还可能有胸膜和肺门阴影的改变。尘肺病不论大阴影还是小阴影，在两侧肺总体呈现对称性分布，这是尘肺病在影像学表现方面最突出的一个特点。

（2）肺功能检查：肺功能损害与肺部病理改变，尤其是纤维组织增生和肺气肿的范围及程度有密切关系。尘肺病早期的肺功能检查大多正常。随着肺纤维化程度加重，肺的顺应性逐步减低，出现限制性通气功能障碍，同时有弥散功能障碍，严重时可有低氧血症。若患者合并慢性阻塞性肺疾病时，可伴阻塞性通气功能障碍，表现为混合性通气功能障碍。

（3）实验室检查：尘肺病本身无特殊的具有诊断意义的实验室检查项目或指标，实验室检查主要为了鉴别诊断，同时用于对病情的评估和指导临床治疗。

（三）诊断和鉴别诊断

依据《职业性尘肺病的诊断》（GBZ 70—2015）进行诊断。诊断原则是根据可靠的生产性粉尘接触史，以技术质量合格的X射线高千伏或数字化摄影（DR）后前位胸片表现为主要依据，结合工作场所职业卫生学、尘肺流行病学调查资料和职业健康监护资料，参考临床表现和实验室检查，排除其他类似肺部疾病后，对照尘肺病诊断标准片，方可诊断。按照诊断标准，根据X射线胸片上小阴影的总体密集度，小阴影分布的肺区范围，有无小阴影聚集、大阴影、胸膜斑等，将尘肺病诊断分为壹期、贰期和叁期。

本病需要与肺结核、肺泡微结石症、肺部肿瘤、肺结节病、过敏性肺炎、特发性肺间质纤维化、肺含铁血黄素沉着症和组织胞浆菌病等疾病进行鉴别。

（四）治疗

及时脱离粉尘作业，加强全面的健康管理，并根据病情积极开展临床综合治疗，包括抗纤维化治疗、全肺灌洗、对症治疗、并发症治疗、康复治疗，以及危重急救和临终关怀。

1. 抗纤维化治疗

目前治疗尘肺病的药物主要有克矽平、汉防己甲素、磷酸哌喹、磷酸羟基哌喹、柠檬酸铝、矽宁、矽肺宁和N-乙酰半胱氨酸（NAC）等。这些药对改善临床症状，延缓病变进展有一定疗效。具有抗氧化、抗炎症和抗纤维化作用的吡非尼酮（pirfenidone，PFD）、多靶点酪氨酸激酶抑制剂尼达尼布（nintedanib）可能对抗尘肺病的肺纤维化有效，尚需进一步研究证实。

2. 全肺灌洗

全肺灌洗能够有效清除残留在肺泡及肺间质内的粉尘、吞尘的肺泡巨噬细胞以及相关的致纤维化因子和炎症介质，以延缓或阻抑尘肺病的病理发展过程；还能清除滞留于呼吸道的分泌物，从而改善症状。但全肺灌洗是有一定创伤的治疗技术，应严格掌握灌洗的适应证和禁忌证。

3. 对症治疗

主要包括平喘、化痰和止咳等治疗。

4. 并发症和合并症的治疗

对慢性阻塞性肺疾病、呼吸系统感染、肺结核、气胸、呼吸衰竭、慢性肺源性心脏病等并发症和合并症进行积极治疗，是降低病死率的主要措施。

5. **合理氧疗**

要根据患者情况，选择个体化给氧等治疗策略。

6. **肺康复**

结合各项评估结果，选择合适的康复方案实施肺康复，能减轻患者痛苦，延缓病情发展，提高生活质量和社会参与度，实现带病延年的生存目标。呼吸康复方法包括呼吸控制训练、呼吸肌训练、胸廓放松训练、咳嗽训练、体位排痰法、力量耐力训练和有氧运动训练等。

7. **自我管理**

吸烟者应戒烟。避免接触生活性粉尘，加强营养和养成健康良好的生活习惯。

二、职业性金属及其化合物粉尘（锡、铁、锑、钡及其化合物等）肺沉着病

职业性金属及其化合物粉尘肺沉着病（occupational pulmonary thesaurosis induced by dust of metal and its compounds）是指在职业活动中长期吸入锡、铁、锑、钡及其化合物粉尘，引起吞噬金属及其化合物粉尘的肺巨噬细胞在终末细支气管及周围肺泡腔内聚集并沉积的肺部疾病，可伴有轻度肺组织纤维增生。

（一）病因

长期职业接触锡、铁、锑、钡及其化合物粉尘是致病因素，产生这类粉尘的主要行业有采矿、金属冶炼、电镀、催化剂的生产和使用、钢结构制造、颜料制造和磁材制造等。

（二）临床表现

患者一般无明显的临床症状，本病病程较长，发展缓慢，从粉尘接触至发病多在5年以上。随病程的进展，部分患者可出现咳嗽、咳痰、胸痛、胸闷和气短等症状。体征方面，部分患者可出现轻度肺气肿表现。合并肺部感染时，症状和体征可增多。

X射线胸片主要表现为双肺广泛分布的小结节阴影，多呈点状、圆形或类圆形，以中下肺野为主，其直径通常小于5 mm，大小、形态较一致，密度较

低，可伴有不规则阴影，无小阴影聚集或大阴影改变。患者脱离粉尘接触后病变多无进展，部分患者数年后肺内结节阴影可逐渐变淡、减少，甚至消失。

肺功能检查多正常，少数患者可出现限制性通气功能障碍，还可有弥散功能障碍。合并慢性阻塞性肺疾病时，可表现为混合性通气功能障碍。

（三）诊断和鉴别诊断

依据《职业性金属及其化合物粉尘（锡、铁、锑、钡及其化合物等）肺沉着病的诊断》（GBZ 292—2017）进行诊断。诊断原则是根据可靠的锡、铁、锑、钡及其化合物粉尘职业接触史，以胸部X射线影像学表现为主要依据，结合工作场所职业卫生学、流行病学调查资料及职业健康监护资料，参考临床表现和实验室检查结果，综合分析，排除其他类似肺部疾病，方可诊断。

本病主要与其他原因引起的细支气管炎、过敏性肺炎、尘肺病、结节病、肺泡微结石症、肺癌或肺转移性肿瘤、血行播散型肺结核等疾病相鉴别。

（四）治疗

及时脱离锡、铁、锑、钡及其化合物粉尘作业，适当增加营养。患者一般不须特殊治疗，必要时给予对症支持处理。

三、职业性硬金属肺病

职业性硬金属肺病（occupational hard metal lung disease）是指在职业活动中由于反复或长期吸入硬金属粉尘引起的肺间质性疾病，其特征性病理改变为巨细胞间质性肺炎（giant cell interstitial pneumonia，GIP）。

部分硬金属接触者可表现为过敏性哮喘和过敏性肺炎。

（一）病因

硬质合金（简称硬金属）是以碳化钨（WC）为主要成分，以钴（Co）为黏结材料，加入少量其他金属（如钛、镍、铌、钽、钼、铬、钒等）碳化物，经粉末冶金工艺制成的一类超硬特殊钢。常见的硬金属作业有以下几种：①硬金属生产，如混料、压制、烧结等工序；②硬金属工具生产，如钨钢球、钨钢铣刀、齿轮刀具、螺纹刀、拉刀、铣刀、铰刀、钻头、车刀、牙具、喷丝板等的生产；③硬金属应用，如使用硬金属工具进行切削、研磨、磨削、钻探、凿岩等，镍氢电池（储氢合金粉）生产等。

（二）临床表现

从硬金属接触至发病一般1年以上，通常在10～20年。患者表现为不同程度的咳嗽、咳痰、胸闷或胸部紧束感、进行性呼吸困难，以及胸痛、疲劳和体重下降等症状。可有杵状指、发绀，肺部可闻及爆裂音、捻发音或哮鸣音。

X射线胸片在急性期典型改变为双肺野呈磨玻璃样改变，可见边缘模糊的粟粒样或腺泡状小结节影，或片状致密影；慢性期主要表现为线状、细网状或网结节影；晚期或严重病例可见弥漫性间质纤维化、牵拉性支气管扩张及蜂窝状肺。

肺功能检查表现为限制性通气功能障碍及弥散功能降低，也有表现为阻塞性通气功能障碍或混合性通气功能障碍。

肺组织病理学特征性表现为GIP样改变，肺泡腔内见大量多核巨细胞沉积，并伴有肺间质炎症及纤维化；少数表现为其他间质病变。但GIP并非硬金属肺病所特有，查不到多核巨细胞也不能排除硬金属肺病的诊断。

肺组织或支气管肺泡灌洗液（bronchoalveolar lavage fluid，BALF）中可检测出钨、钴成分。

（三）诊断和鉴别诊断

职业性硬金属肺病依据《职业性硬金属肺病的诊断》（GBZ 290—2017）进行诊断，诊断原则是根据反复或长期吸入硬金属粉尘的职业接触史、以呼吸系统损害为主的临床表现、肺部影像学异常改变，结合肺组织病理学及实验室检查结果，参考工作场所职业卫生学和职业健康监护资料，综合分析，排除其他原因引起的类似病变，方可诊断。本病应注意与其他病因引起的间质性肺病、尘肺病、肺癌、结节病等进行鉴别。

硬金属接触者表现为过敏性哮喘和过敏性肺炎时，参照《职业性哮喘的诊断》（GBZ 57—2019）和《职业性过敏性肺炎的诊断》（GBZ 60—2014）进行诊断。

（四）治疗

一经确诊，应立即脱离硬金属作业环境。目前治疗以对症处理为主，根据病情适量使用肾上腺糖皮质激素，以及吸氧、抗过敏、抗感染、止咳、平喘、抗纤维化、肺康复等治疗。有文献报告支气管肺泡灌洗术可在短期内缓解临床症状，甚至延缓疾病进展，但因属于创伤性治疗，仍有待进一步观察研究。

四、职业性过敏性肺炎

职业性过敏性肺炎（occupational hypersensitivity pneumonitis，OHP）是指劳动者在职业活动中短时间或反复多次吸入生物性有机粉尘或特定的化学物质后所引起的以肺泡和肺间质炎症改变为主的免疫介导性肺部疾病，常见的有农民肺、蔗渣肺、蘑菇肺、饲鸟者肺、橡树软木尘病、麦芽工人肺、枫树皮剥脱肺、空调和加湿器肺、咖啡肺、木工肺等。

（一）病因

生物性有机粉尘主要包括细菌、真菌类抗原及动植物蛋白。①细菌类抗原：接触发霉的干草、混合肥料、甘蔗渣、洗涤剂等可以接触到此类抗原，常见菌种有嗜热放线菌、普通高温放线菌、芽孢杆菌等；②真菌类抗原：接触发霉的谷物、蘑菇堆肥、乳酪、烟草、软木、枫树皮及使用金属工作液（金属产品的加工和塑形）等可以接触到此类抗原，常见菌种有青霉属、曲霉属、链格孢属、葡萄孢属等；③动植物蛋白：从事鸟类饲养、软体动物壳加工、养蚕、大豆及咖啡加工等可以接触到此类抗原，常见的动物性蛋白如鸟类蛋白、软体动物壳蛋白、丝虫幼虫蛋白等，常见的植物性蛋白如大豆、咖啡等。

特定的化学物质主要指具有半抗原性质的活性化学物质，如异氰酸酯、酸酐类低分子化合物。

（二）临床表现

1. 症状和体征

临床上将过敏性肺炎分为急性、亚急性和慢性过敏性肺炎，临床表现常有重叠，难以以症状和时间节点划分。

急性过敏性肺炎是最常见和具有特征的表现形式。一般在明确的职业或环境抗原接触后4～8 h开始出现高热、畏寒、寒战、出汗、周身不适、食欲不振、头痛、肌痛等"流感"样症状，伴有干咳、胸闷、呼吸困难，症状于6～24 h最典型。两肺底部可闻及细湿啰音或细小爆裂音，偶闻哮鸣音（10%～20%）。反应强度或临床表现与吸入抗原的量及暴露时间有关。如果脱离抗原接触，病情可于24～72 h内恢复。如果持续暴露，接触和症状发作的关系可能不明显，反复急性发作导致几周到几个月内逐渐出现持续进行性发展的呼吸困难，伴咳嗽，发热相对少见，表现为亚急性形式。

慢性过敏性肺炎多由反复吸入生物性有机粉尘或特定的化学物质引起，接触时间多在数周至数月以上；也可由急性型迁延形成。主要表现为几个月到几年内隐匿性发展的呼吸困难伴咳嗽和咳痰、乏力及体重减轻。肺底部可以闻及吸气末velcro啰音，少数有杵状指。慢性过敏性肺炎可有反复肺部感染、肺大疱、气胸或因广泛肺间质纤维化致呼吸功能严重损害，继而发生慢性肺源性心病，出现右心衰竭、呼吸衰竭。

2. 胸部X线检查

急性期X射线片主要表现为以双侧中、下肺野为主的弥漫性边界不清的结节影，斑片状磨玻璃影或伴实变。在停止抗原暴露后4～6周结节影或磨玻璃影可以消失。亚急性期病灶边界逐渐清晰，可见线条状浸润影和小结节形成的网状结节影。慢性过敏性肺炎X射线片表现为上中肺野为主广泛分布的网织结节状、粗线条影或网状影，疾病晚期还有肺容积减小、纵隔移位以及肺大疱形成或蜂窝肺。一些病例表现急性、亚急性和慢性改变的重合。

3. 肺功能检查

疾病早期无明显改变，或有弥散功能障碍。随着疾病进展出现限制性通气功能障碍，也可以有轻度气道阻塞和气道阻力增加。广泛肺纤维化的慢性阶段表现为以限制为主的混合性肺通气功能障碍。

4. 血液检查

急性期外周血白细胞升高，血沉和C反应蛋白明显升高；血清IgE和血嗜酸性粒细胞计数一般正常。绝大部分患者血清特异性沉淀抗体（IgG、IgM和IgA）增高，说明有过敏原接触史。

5. BALF检查

40%～80%的急性期患者BALF中T淋巴细胞数呈现2～4倍的增加（高达30%～70%），尤其是CD8$^+$细胞增加明显，导致CD4$^+$/CD8$^+$<1。CD4$^+$细胞为主则多见于过敏性肺炎的纤维化阶段。

（三）诊断和鉴别诊断

依据《职业性过敏性肺炎的诊断》（GBZ 60—2014）进行诊断。诊断原则是根据短时间或反复多次吸入生物性有机粉尘或特定的化学物质的职业史，出现以呼吸系统损害为主的临床症状、体征和胸部影像学表现，结合实验室辅助检查结果，参考现场职业卫生学调查，综合分析，排除其他原因所致的类似疾病后，方可诊断。

职业性急性过敏性肺炎主要与支气管哮喘、急性气管支气管炎、反应性气道功能不全综合征、隐源性机化性肺炎、粟粒型肺结核、变应性支气管肺曲霉菌病、结节病等进行鉴别。职业性慢性过敏性肺炎主要与特发性肺间质纤维化、支气管肺泡癌、支气管扩张症等进行鉴别。

（四）治疗

一旦确诊或高度怀疑此病，应立即脱离导致疾病的作业环境。轻度急性发作常呈自限性，在脱离接触抗原后可自行缓解，常不须特殊治疗。糖皮质激素治疗主要用于急性重症患者，急性重症伴有明显的肺部渗出和低氧血症，泼尼松30～60 mg/d，直到临床表现、影像学和肺功能明显改善后逐渐减量停用，疗程一般4～6周。亚急性患者维持治疗时间可能需要更长。对于慢性患者肺纤维化治疗很困难，主要是对症处理及肺康复，防止并发症。

急性过敏性肺炎经及时治疗可痊愈，慢性过敏性肺炎预后较差。

五、职业性哮喘

职业性哮喘（occupational asthma，OA）是指在职业活动中因接触某些化学物质引起的由多种细胞包括嗜酸性粒细胞、肥大细胞、T淋巴细胞、中性粒细胞、平滑肌细胞、气道上皮细胞等细胞组分参与的气道慢性炎症性疾病，伴有可变的气流受限和气道高反应性。

（一）病因

职业性变应性哮喘的主要接触途径是呼吸道吸入。个别化学物可通过皮肤接触引起职业性变应性哮喘，如皮肤接触乳胶引起的职业性变应性哮喘。可导致职业性变应性哮喘的常见变应原有：a.异氰酸酯类，甲苯二异氰酸酯（TDI）、二苯基甲烷二异氰酸酯（MDI）、六亚甲基二异氰酸酯（HDI）、1，5-萘二异氰酸酯（NDI）等；b.酸酐类，邻苯二甲酸酐（PA）、马来酸酐（MAH）、偏苯三酸酐（TMA）、四氯苯酐（TCPA）、六氢苯酐（HHPA）等；c.多胺类，乙二胺、二乙烯二胺、三亚乙基四胺、氨基乙基乙醇胺、对苯二胺、哌嗪等；d. 金属，铂复合盐、钴盐；e. 剑麻；f. 药物，β-内酰胺类抗生素中含6-氨基青霉烷酸（6-APA）结构的青霉素类和含7-氨基头孢霉烷酸（7-ACA）结构的头孢菌素类、铂类抗肿瘤药物；g. 甲醛；h. 过硫酸盐，过硫酸钾、过硫酸钠、过硫酸铵等；i. 生物蛋白，米曲霉α-淀粉酶、枯草杆菌蛋白酶、木瓜蛋白酶、实验动物等；j. 木尘，西方红雪松、东方白雪松、伊罗科木、黑黄檀木、非洲枫木等；k. 大型真菌；l. 天然乳胶。

（二）临床表现

职业性哮喘的症状和体征与一般支气管哮喘相似。典型症状为发作性的咳嗽、胸闷和呼气性呼吸困难。轻者仅感呼吸不畅或胸部紧迫感；重者则可感到极度呼吸困难，被迫采取坐位或呈端坐呼吸。典型的体征是以呼气相为主的哮鸣音。一般哮鸣音越强，往往说明支气管痉挛越严重；哮喘症状缓解时，哮鸣音也随之减弱或消失。但需注意，当气道极度收缩加上黏液栓阻塞时，气流反而减弱，这时哮鸣音减弱，甚至消失，这是病情危笃的表现。哮喘发作时还可以有肺过度充气体征，如桶状胸、叩诊过清音、呼吸音减弱等，呼吸辅助肌和胸锁乳突肌收缩增强，严重时可有发绀、颈静脉怒张、奇脉、胸腹反常运动等。

1. 职业性变应性哮喘

从第一次接触变应原到发生哮喘存在较长潜伏期，常在接触变应原6个月至10年中发病，最短者可在2个月发病。发病前可出现流涕、鼻痒、鼻塞、打喷嚏等过敏性鼻炎症状。职业性变应性哮喘的一个最主要特点是喘息症状均是在工作场所接触职业性变应原后出现。在发病早中期，哮喘症状的发生发展与变应原暴露密切相关，患者往往在工作期间或工作后数小时出现哮喘发作，工作日的第一天症状更为明显，周末、节假日或脱离工作场所后，哮喘症状可缓解。但持续接触职业性变应原可导致症状持续存在，与工作的关系可能变得模糊。国际上主要采用特异性吸入试验（包括作业现场支气管激发试验和实验室内变应原支气管激发试验）作为职业性变应性哮喘的病因学诊断方法，变应原特异性IgE抗体检测或特异性变应原皮肤试验对诊断亦有一定意义。

2. 职业性反应性气道功能不全综合征

患者原无支气管哮喘病史，哮喘出现在短时间内吸入大剂量气态、烟雾等呼吸道刺激性化学物后，症状反复发作持续较长时间。肺功能检查表现为可逆性阻塞性通气功能障碍或非特异性气道高反应性。因吸入的刺激性化学物剂量大，患者常会迅速出现流泪、咽痛、咳嗽等眼和上呼吸道黏膜刺激症状。

（三）诊断和鉴别诊断

依据《职业性哮喘的诊断》（GBZ 57—2019）进行诊断。诊断原则是根据在职业活动中较长时间变应原接触史或短时间内吸入大剂量气态、烟雾等呼吸道刺激性化学物史，出现反复发作性喘息、气急、胸闷或咳嗽等哮喘症状，且哮喘症状的发生、发展与致喘物暴露存在因果关系，结合特异性变应原试验结果，参考现场职业卫生学调查，排除其他病因所致的哮喘或其他呼吸系统疾患后，方可诊断。

本病应主要与上呼吸道感染、COPD、上气道阻塞性病变、左心功能不全、过敏性肺炎、弥漫性泛细支气管炎、肺嗜酸性肉芽肿性多血管炎、变应性支气管肺曲菌病等疾病进行鉴别。

（四）治疗

一旦确诊，应尽早将患者调离原职业活动环境，避免和防止哮喘再次发作。

治疗哮喘的药物可以分为控制药物和缓解药物，以及重度哮喘的附加治疗药物。

1. 控制药物

需要每天使用并长时间维持的药物，主要通过抗炎作用使哮喘维持临床控制，其中包括吸入性糖皮质激素（ICS）、全身性激素、白三烯调节剂、长效 β_2 受体激动剂（LABA，须与ICS联合应用获得相当于或优于加倍剂量ICS的疗效）、缓释茶碱、甲磺司特、色甘酸钠及其他有助于减少全身激素剂量的药物等。

2. 缓解药物

又称急救药物，在有症状时按需使用，通过迅速解除支气管痉挛从而缓解哮喘症状，包括速效吸入和短效口服 β_2 受体激动剂、吸入性抗胆碱能药物、短效茶碱和全身性激素等。

3. 重度哮喘的附加治疗药物

主要为生物靶向药物，如抗IgE单克隆抗体、抗IL-5单克隆抗体、抗IL-5受体单克隆抗体和抗IL-4受体单克隆抗体等，其他还有大环内酯类药物等。

急性哮喘发作者，应尽快缓解症状，解除气流受限和低氧血症。药物治疗方法主要是重复吸入速效β₂受体激动剂、口服或静脉使用糖皮质激素、吸入抗胆碱药物和静脉应用氨茶碱等。严重哮喘发作合并急性呼吸衰竭者，必要时予以机械通气治疗。

哮喘长期治疗应根据病情严重程度选择适当的治疗方案，连续对患者进行评估、调整并观察治疗反应，目标是达到并维持症状控制。控制性药物的升降级应按照阶梯式方案选择。哮喘控制维持至少3个月可以考虑降级治疗，以找到维持哮喘控制的最低有效治疗级别。

六、职业性棉尘病

职业性棉尘病（occupational byssinosis）是指在职业活动中由于吸入棉、麻等植物性粉尘引起的，以支气管痉挛、气道阻塞为主要临床特征的疾病，多在周末或放假休息后再工作时发生。

（一）病因

劳动者在纺纱、织布多个生产环节均可接触棉尘，比如开棉、混棉、清棉、梳棉、精梳、并条、粗纱、细纱、络筒、整经、上浆、织造、废棉处理等；棉布面料制衣过程中的裁剪和缝制也会接触棉尘；棉花收购、棉籽油生产、造纸、合成纤维、硝化棉制造过程也有棉尘接触。

（二）临床表现

一般在接触棉尘数年后发病，早期具有特征性呼吸系统症状：工休后第一个工作日工作数小时之后出现胸部紧束感和（或）胸闷、气短、咳嗽、喘鸣等症状，由急性支气管痉挛所致，但不同于职业性哮喘的上班后立即发病。随着病情发展，其他工作日也出现类似症状，并逐渐出现呼吸困难。早期患者肺部多无阳性体征，晚期可有啰音、呼吸音减弱及肺气肿体征等。合并有慢性支气管炎及吸烟者症状明显加重。

胸部X线检查或计算机断层扫描（CT）检查主要表现为肺纹理增多、紊乱，间质纤维化等。

肺功能检查主要为阻塞性通气功能障碍，肺功能损伤与接触棉尘浓度、时间有直接关系。早期肺功能改变属于可逆性，经休息后可恢复。随着疾病进展，肺功能改变多为不完全可逆。

（三）诊断和鉴别诊断

依据《职业性棉尘病的诊断》（GBZ 56—2016）进行诊断。诊断原则是根据长期接触棉、麻等植物性粉尘的职业史，具有胸部紧束感和（或）胸闷、气短、咳嗽等特征性呼吸系统症状为主的临床表现和急性或慢性肺通气功能损害，结合工作场所职业卫生学调查结果及健康监护资料，综合分析并排除其他原因所致类似疾病，方可诊断。根据呼吸系统症状及肺功能可分为棉尘病壹级和棉尘病贰级。

本病主要与COPD、支气管哮喘、左心衰竭、间质性肺病等鉴别。

（四）治疗

一经确诊，应立即脱离棉尘作业。棉尘病壹级应积极进行抗非特异性炎症、降低气道反应性等治疗。棉尘病贰级宜按阻塞性呼吸系统疾病治疗原则，给予吸氧、支气管舒张剂，对症治疗及肺康复。

七、职业性刺激性化学物所致慢性阻塞性肺疾病

职业性刺激性化学物致慢性阻塞性肺疾病（occupational chronic obstructive pulmonary diseases induced by irritant chemicals）是指在职业活动中长期从事刺激性化学物高风险作业而引起的慢性阻塞性肺疾病。

慢性阻塞性肺疾病（COPD），简称慢阻肺，是一种常见的、可预防和治疗的慢性气道疾病，其特征是持续存在的气流受限和相应的呼吸系统症状；其病理学改变主要是气道和（或）肺泡异常，通常与显著暴露于有害颗粒或气体相关，遗传易感性、异常的炎症反应以及肺异常发育等众多的宿主因素参与发病过程；严重的合并症可能影响疾病的表现和病死率。

（一）病因

COPD的危险因素具有多样性的特点，概括为个体易感因素和环境因素共同作用。其中环境因素主要有：吸烟（含被动吸烟）；柴草、煤炭和动物粪便等生物燃料烟雾；空气污染；职业性粉尘；职业环境接触的刺激性物质和过敏原；感染和慢性支气管炎；社会经济地位。职业活动中可导致COPD的刺激性化学物主要有氯气、二氧化硫、氮氧化合物、氨、甲醛、光气、一甲胺、五氧

化二磷等。

（二）临床表现

发病早期症状的发生、消长与工作中接触刺激性化学物密切相关，工作暴露时常可有反复发作的上呼吸道及黏膜的刺激症状，出现频繁刺激性咳嗽、咳痰、胸闷、气短等症状。后期症状呈持续性，主要表现为慢性咳嗽、咳痰和呼吸困难。咳嗽以晨起和夜间阵咳为主。痰液常为白色黏液浆液性，常于早晨起床时剧烈阵咳，咳出较多黏液浆液样痰后症状缓解；急性加重时痰液可变为黏液脓性而不易咳出。呼吸困难早期仅在劳力时出现，之后逐渐加重，活动后呼吸困难是COPD的"标志性症状"。部分患者有明显的胸闷和喘息，常见于重症或急性加重患者。

早期体征可不明显，随着疾病进展，可出现桶状胸、辅助呼吸肌参加呼吸运动，重症患者可见胸腹呼吸矛盾运动、发绀。合并右心衰竭者可出现下肢水肿、腹水和肝大、心浊音界缩小、心音遥远、双肺呼吸音减低、呼气延长、可闻及干性啰音和（或）湿啰音。合并肺性脑病时偶可引出神经系统病理体征。

X射线胸片早期无异常变化，以后可出现肺纹理增粗、紊乱等非特异性改变，也可出现肺气肿。高分辨率CT对辨别小叶中心型或全小叶型肺气肿以及确定肺大疱的大小和数量，有较高的敏感度和特异度。

肺功能检查是COPD诊断的"金标准"。吸入支气管舒张剂后$FEV_1/FVC<70\%$可确定存在持续性气流受限。

（三）诊断和鉴别诊断

依据《职业性刺激性化学物致慢性阻塞性肺疾病的诊断》（GBZ/T 237—2011）进行诊断。诊断原则是根据长期刺激性化学物高风险职业接触史、相应的呼吸系统损害的临床表现和实验室检查结果，以及发病、病程与职业暴露的关系，结合工作场所动态职业卫生学调查、有害因素监测资料及上岗前的健康检查和系统的职业健康监护资料，综合分析，排除其他非职业因素的影响，方可作出诊断。

本病主要与支气管哮喘、支气管扩张症、充血性心力衰竭、肺结核和弥漫性泛细支气管炎等疾病进行鉴别。

（四）治疗

一旦确诊，应脱离接触刺激性化学物的工作环境，避免接触粉尘、烟雾、生物因素、致敏物等其他可致病情加重的危险因素。吸烟者应戒烟，强调全程管理。短期目标为减轻症状，提高运动耐量，改善健康状态；长期目标包括预防疾病进展，防止急性加重，减少病死率，识别及治疗并发症，减少治疗的副作用。

1. 药物治疗

（1）支气管舒张剂：是COPD的基础一线治疗药物，通过松弛气道平滑肌扩张支气管，改善气流受限，从而缓解气促、增加运动耐力、改善肺功能和降低急性加重风险。首选吸入治疗。主要的支气管舒张剂有β_2受体激动剂、抗胆碱能药物及甲基黄嘌呤类药物。

（2）吸入糖皮质激素：不推荐稳定期慢阻肺患者使用单一ICS治疗。应在使用1种或2种长效支气管舒张剂的基础上，可以考虑联合ICS治疗。

（3）联合治疗：不同作用机制的支气管舒张剂联合治疗优于单一支气管舒张剂治疗。

（4）磷酸二酯酶-4（PDE-4）抑制剂：主要是通过抑制细胞内环腺苷酸降解来减轻炎症，目前应用于临床的有选择性PDE-4抑制剂罗氟司特（roflumilast）。

（5）其他药物：①祛痰药及抗氧化剂，对于有气道黏液高分泌的慢阻肺患者，均可在起始治疗中加用祛痰剂。②免疫调节剂：有研究显示，采用常见呼吸道感染病原菌裂解成分生产的免疫调节药物，能降低慢阻肺急性加重的严重程度和频率，在有反复呼吸道感染的慢阻肺患者中建议使用。

2. 氧疗

慢性呼吸衰竭的患者进行长程氧疗（long-term oxygen therapy，LTOT），可提高静息状态下严重低氧血症患者的生存率，改善活动、睡眠和认知能力。

3. 呼吸康复治疗

呼吸康复可减轻患者呼吸困难症状、提高运动耐力、改善生活质量、减轻焦虑和抑郁症状、减少急性加重后4周内的再住院风险。对于有呼吸困难症状而无禁忌证的患者，呼吸康复应作为常规推荐。

（陈志军、李智民）

第二节　运动康复评定

一、呼吸功能评定

（一）动脉血气分析

动脉血气是患者酸碱平衡、肺泡通气量以及氧合状态的生理评估工具。对于职业性呼吸系统疾病患者的呼吸监测，动脉血气是十分重要的信息。动脉血气分析也可以评估治疗效果及病情进展情况。血气分析的测定，已被广泛应用于临床各科，特别是在危重病人抢救中占重要地位。它有助于了解病情、鉴别诊断、观察疗效和估计预后。通过血气分析，能对病人的通气功能、换气功能（主要是缺氧和二氧化碳潴留情况及机体的酸碱状态）、电解质紊乱的程度有一个较全面的了解。

1. **正常血气值**

（1）酸碱平衡：用pH（1～14）表示，1代表最酸，14代表最碱。动脉血正常pH为7.35～7.45。

（2）二氧化碳分压（PCO_2）：可反映肺泡通气量，正常的PCO_2为35～45 mmHg。

（3）二氧化碳总量（TCO_2）：参考值24～32 mmHg，代表血中CO_2和HCO_3^-之和，在体内受呼吸和代谢两方面影响。

（4）氧分压（PO_2）：参考值10.64～13.3 kPa（80～100 mmHg）。

（5）氧饱和度（$SatO_2$）：参考值3.5 kPa（26.6 mmHg）。

（6）实际碳酸氢根（AB）：参考值21.4～27.3 mmol/L，标准碳酸氢根（SB）参考值21.3～24.8 mmol/L。AB是体内代谢性酸碱失衡重要指标，在特定条件下计算出SB也反映代谢因素。

（7）剩余碱（BE）：参考值–3～+3 mmol/L，正值指示增加，负值为降低。

（8）阴离子隙（AG）：参考值8～16 mmol/L，是早期发现混合性酸碱中毒重要指标。

判断酸碱失衡应先了解临床情况，一般根据pH、动脉二氧化碳分压（$PaCO_2$）、BE（或AB）判断酸碱失衡，根据动脉血氧分压（PaO_2）及$PaCO_2$判断缺氧及通气情况。pH超出正常范围提示存在失衡，但pH正常仍可能有酸碱失衡。$PaCO_2$超出正常提示呼吸性酸碱失衡，BE超出正常提示有代谢酸失衡。但血气和酸碱分析有时还需结合其他检查，结合临床动态观察，才能作出正确判断。

2. 酸碱平衡紊乱

主要分以下五型：

（1）代谢性酸中毒：根据AG值又可分为AG增高型和AG正常型。

（2）呼吸性酸中毒：按病程可分为急性呼吸性酸中毒和慢性呼吸性酸中毒。呼吸性酸中毒是以体内CO_2潴留、血浆中H_2CO_3浓度原发性增高为特征的酸碱平衡紊乱。

（3）代谢性碱中毒：根据用生理盐水的疗效，将代谢性碱中毒分为用生理盐水治疗有效的代谢性碱中毒和生理盐水治疗无效的代谢性碱中毒两类。代谢性碱中毒是血浆HCO_3^-浓度原发性升高为基本特征的酸碱平衡紊乱。

（4）呼吸性碱中毒：按病程可分为急性和慢性呼吸性碱中毒。呼吸性碱中毒主要是由于肺通气过度所引起的以血浆中H_2CO_3浓度原发性减少为特征的酸碱平衡紊乱。

（5）混合性酸碱平衡紊乱：双重性酸碱平衡紊乱有酸碱一致性和酸碱混合性之分。此外还有两种形式的三重酸碱平衡紊乱。

3. 临床意义

动脉血气分析在低氧血症和酸碱失衡的诊断、救治中，已经成为必不可少的检验项目。

（1）低氧血症是常见并随时可危及病人生命的并发症，单凭临床症状和体征，无法对低氧血症及其程度作出准确的判断和估计。动脉血气分析是唯一可靠的诊断低氧血症和判断其程度的指标。即使有呼吸机可以纠正缺氧和低氧血症，如果没有动脉血气分析监测的帮助，亦无法合理判断呼吸机的许多使用指征。

（2）在危重症救治过程中，酸碱失衡是继低氧血症之后最常见的临床并发症，及时诊断和纠正酸碱失衡对救治有着相当重要的意义。

（二）肺功能测试

肺功能测试可以对职业性呼吸系统疾病患者呼吸功能和治疗效果作出正确的评估。肺的最基本的功能就是摄取氧气和排出二氧化碳。为了完成这一功能，气体经传导气道进入肺泡并到达气体交换层。该层的弥散能力直接影响到气体交换过程。气体在气道中的传导取决于气道的开放、肺组织的结构以及呼吸肌力，这些功能都能通过肺功能测试被常规测定。

1. 气道功能

在进行肺功能测定时，只有一个入口和出口，即口腔。气道功能可以通过量化气体流量或容积来评估。气道功能检测用于检测气道口径，目前该项目已经很好地应用于临床实践。大多数气道开放性检测项目用于测试呼气功能，有3种常用的方法：肺活量测试（FEV_1和FVC）；流速–容量曲线；PEF。

2. 肺容积

肺的4种容积为潮气量（TV）、补吸气容积（IRV）、补呼气容积（ERV）和RV。TV是平静呼吸时每次吸入或呼出的气量。IRV是平静吸气后所能吸入的最大气量。ERV是平静呼气后能继续呼出的最大气量。RV是补呼气后肺内不能呼出的残留气量，RV的变化有助于诊断某些疾病的状态。RV增加意味着即使患者已做了最大努力，也不能从肺部呼出多余的气体。这会导致肺过度充气，并表明肺组织中已经发生某些变化，一段时间后可能导致胸壁的机械性改变（如胸廓的前后径增加、膈肌扁平）。

3. 肺容量

肺容量为2个或多个肺容积值相加的结果。肺容量包括肺总量（TLC）、肺活量（VC）、深吸气量（IC）和功能残气量（FRC），TLC是在最大吸气结束时肺中的气体量，是由上述4种肺容量构成的。TLC增加可见于过度充气，如肺气肿。TLC下降可见于限制性肺疾病，如肺纤维化、肺不张、肺部肿瘤、胸腔积液、血胸以及限制性肌肉骨骼损伤（如脊髓损伤和脊柱侧后凸）。VC下降也可见于没有原发性肺疾病或呼吸道阻塞的患者。IC是平静呼吸时能吸入肺内的最大气体体积。FRC是平静呼气末残留在肺内的气体体积，包括ERV和RV。

4. 气体流量测试

（1）用力呼气：当用力呼气时，正常人的FEV_1往往占肺活量的75%。肺气肿患者第1 s呼气量一般会小于该比例，预计第1 s肺活量仅为肺活量的

40%。一些肺功能测试使用FEV_6，即测量第6 s呼气量而非第1 s呼气量。

（2）流量-容积曲线：流量-容积曲线有助于肺疾病的诊断。流量会先上升到一个峰值，然后缓慢下降至残气量。限制性肺疾病、慢性阻塞性肺疾病患者肺容量在75%以下时，流速会明显减慢。

5. 最大呼吸量

最大呼吸量是患者的最大呼吸容量，反映了呼吸肌的力量和耐力。测试要求患者进行15 s的呼气或吸气，再结合其他测量结果（如患者咳嗽、深呼吸以及扩大气道间隙的能力），评估患者的情况。

6. 气体交换与氧供

在肺泡水平，气体交换包括两个部分，氧分子经肺泡-毛细血管膜从肺泡转移至血中，而二氧化碳则反方向转运，这个过程称为简单扩散。当氧气与血红蛋白结合时，该扩散过程加快。一氧化碳弥散测试可以提供有关肺的气体交换能力的信息，但肺一氧化碳转运因子（TLCO）和动脉血氧之间并没有直接的相关关系。肺内含成千上万个肺泡—毛细血管单元，有效的氧合作用依赖于所有单元之间的良好协同作用。引起动脉低氧血症的肺部疾病主要有四个方面：肺泡低通气、肺弥散功能障碍、通气血流比失调、真性分流。

（三）呼吸肌功能评定

1. 呼吸肌解剖生理

（1）呼吸肌组成：吸气过程的重点肌肉包括胸锁乳突肌、斜方肌、斜角肌、肋间外肌、胸骨旁肋间肌以及膈肌。呼气过程的肌肉包括肋间内肌、腹外斜肌、腹直肌、腹内斜肌、腹横肌。

（2）呼吸肌运动：

吸气—颈部肌肉与肋间肌：吸气时，胸廓产生运动，通过吸气—颈部肌肉与肋间肌的动作，使胸廓的前后径增加。吸气也可以比作手提水桶的过程，通过吸气—肌肉的组合，使整个胸廓的水平径增加。

吸气—膈肌：膈肌是吸气时非常重要的一块肌肉，健康的膈肌呈向上穹隆状，吸气时膈肌向下运动，压迫腹腔脏器，直到两侧压力相等。慢阻肺患者由于肺气肿过度，肺过度膨胀充气才形成了一个桶状胸，这时膈肌已经很低平了，如果病人吸气，膈肌起始位置太低，收缩时已没有向下运动的空间，进一步收缩会将低位肋骨向内牵拉，形成矛盾运动。当尘肺患者吸气时，胸廓的肋骨和胸骨都是向上向外移动的，胸廓是向外突出的。由于膈肌起始位置低，收缩时，导致低位的肋骨的附着点是向上移动的，也就是吸气的时候腹腔反而是向下的，就导致了胸腹的典型矛盾运动。

（3）呼吸肌测压原理：呼吸肌压力并不能反映单一肌肉群的力量，而是反映两点之间全部呼吸肌共同作用的结果。可以是患者自主呼吸状态下的压力测定，也可以是经过各种刺激后进行的压力测定。

2. 呼吸肌功能评价指标

（1）呼吸肌力量测定：呼吸肌力量测定的主要评价指标包括经口腔测定最大吸气压（MIP）和最大呼气压（MEP），经鼻腔测定最大吸气压（SNIP）、咳嗽峰流速（PCF）、跨膈压（Pdi）、食管压（Pes），还有呼吸肌相关呼吸力学检测的肺功能和呼吸功能等。

（2）呼吸肌耐力评估：包括增加负荷测试和恒定负荷测试。增加负荷测试即给患者增加阻力/阈值负荷，或者增加分钟通气量，使其过度通气，直到力竭时达到的负荷水平；恒定负荷测试，即给患者一个恒定的阻力，或阈值负荷或者是恒定的通气的百分比，在规定的时间内达到力竭所用的时间。

二、 运动能力评定

（一）心肺运动试验

心肺运动试验（cardiopulmonary exercise test，CPET）是一种评价心肺储备功能和运动耐力的无创性检测方法，它综合应用呼吸气体监测技术、电子计算机和活动平板（或功率自行车）技术，实时检测在不同负荷条件下机体氧耗量和二氧化碳排出量的动态变化，从而客观、定量地评价心肺储备功能和运动耐力。其测量值包括最大摄氧量、峰值摄氧量、无氧域及每分钟通气量/二氧化碳输出率等。

CPET可精确地量化受试者通气功能、气体代谢及运动功能并反映心肺整体功能，可用于评估慢性心力衰竭患者病情严重程度及预后、鉴别呼吸受限原因、量化手术干预或临床治疗效果、指导手术方案及个体化运动处方的制定等，因此CPET成为目前评估心肺功能的"金标准"及量化评估心肺功能的最佳手段。

1. CPET核心指标

（1）无氧阈（anaerobic threshold，AT）：指人体在逐级递增负荷运动中，有氧代谢已不能满足运动肌肉的能量需求，开始大量动用无氧代谢供能的临界点，即尚未发生乳酸酸中毒时的最大耗氧量。

（2）最大摄氧量（maximal oxygen uptake，VO_{2max}）：又称最大有氧能力，是指运动强度达到最大时机体所摄取并供组织细胞消耗的最大氧量，是综合反映心肺功能状况和最大有氧运动能力的最好生理指标。

（3）峰值摄氧量（peak oxygen uptake，VO_{2peak}）：也被定义为心肺适能（cardiorespiratory fitness，CRF），已经被认为是一个生命体征，在评估患者心血管健康状况方面具有潜在价值。

（4）乳酸无氧阈（lactate anaerobic threshold，LAT）：是通过测定递增负荷运动中血乳酸的变化，即在运动中每间隔一定时间取一次受试者的静脉血，将血乳酸浓度变化与运动强度或做功能力变化的关系绘制成乳酸动力学曲线。

（5）通气无氧阈（VAT）：是通过测试气体代谢指标的变化来反映供能代谢的变化。在递增负荷运动过程中，随着运动负荷的增加，无氧供能比例也增加，乳酸的积累也不断增加，而乳酸的增加需要靠血液中的碱储备来缓冲，因此产生的二氧化碳大量增加，这会刺激呼吸中枢使肺通气量增多，使气体代谢指标发生变化。

（6）心率（heart rate，HR）及心率储备（heart rate reserve，HRR）：心率储备是指运动后心率的可增加程度，心率储备＝最大预测心率－运动时测得的心率，最大预测心率＝220－年龄（岁）。正常情况下，HRR≤15次/min，在临床症状较轻的心肌缺血、心血管疾病及肺循环障碍患者，HRR仍可表现正常，而在有外周动脉疾病和心脏传输功能不全的患者，HRR常增大。

2. CPET的临床应用

（1）疾病严重程度分级及心肺功能评估：20世纪80年代，Weber等提出将CPET中的峰值摄氧量和无氧阈用于慢性心力衰竭患者心功能分级，Weber心功能由A级到D级，见表2-1。有研究表明，CPET可发现既往无心血管系统疾病、静息血压正常的受试者运动过程中血压异常反应并预测受试者未来高血压发生风险。Winter等研究发现，CPET结果与冠心病患者有创心血管检测结果相关性良好，VO_{2peak}、AT、峰值氧脉搏越低则冠心病患者冠状动脉病变支数越多、左心室射血分数越低，因此CPET可用于评估冠心病患者冠状动脉病变严重程度，并具有客观、精确、定量、无创、敏感性较好等优点，但其特异性较差。

表2-1 慢性心衰患者心功能Weber分级（mL·kg⁻¹·min⁻¹）

分级	VO_{2peak}	AT	心功能分级
A	>20	>14	无或轻度心功能不全
B	16～20	11～14	轻-中度心功能不全
C	10～15	8～11	中-重度心功能不全
D	<10	<8	重度心功能不全

（2）量化康复治疗效果：运动试验时的心率、血压、运动时间、运动量、吸氧量以及患者的主观感受可以作为康复治疗效果定量评判的依据。

3. CPET实施风险

CPET可以是症状限制的运动试验，也可以是极量运动试验，依据检查目的，患者通常要求在病情允许下调动其最大潜力完成测试。因此，CPET存在一定的风险，可能会诱发出患者的症状，如低氧血症、恶性心律失常甚至晕厥，并加剧患者潜在疾病的暴露，进行CPET时确实存在不良事件的风险，但发生概率极低。

（二）运动负荷试验

心电运动试验就是通过观察受试者运动时的各种反应（呼吸、血压、心率、心电图、气体代谢、临床症状与体征等），来判断其心脏、肺、骨骼肌等的储备功能（实际负荷能力）和机体对运动的实际耐受能力。

1. 适应证

运动试验适应证主要是对怀疑冠心病患者的确诊，对已确诊的稳定型冠心病进行病情分级、危险预测及预后判断，以及对心肌梗死后病人的危险分层。1986年美国心脏病学会（ACC）、美国心脏协会（AHA）组织专家制定了心电图运动试验指南（以下简称《指南》），经过1997年及2002年的不断修订完善，将运动试验的适应证分为Ⅰ类、Ⅱa类、Ⅱb类及Ⅲ类。

2. 禁忌证

（1）绝对禁忌证：a. 2天（有些文献提出为5天）以内的急性心肌梗死；b. 不稳定型心绞痛；c. 血流动力学不稳定的心律失常；d. 严重的主动脉瓣狭窄；e. 未控制的临床心力衰竭；f. 急性肺栓塞或肺梗死；g. 急性心包炎或心肌炎；h. 急性主动脉夹层。

（2）相对禁忌证：a. 冠脉左主干病变；b. 中重度瓣膜性心脏病；c. 血清电解质紊乱；d. 严重的高血压（SBP≥200 mmHg，DBP≥110 mmHg）；e. 过速性及过缓性心律失常；f. 肥厚型心肌病或其他形式的流出道梗阻；g. 精神或神经障碍不能配合运动；h. 高度及以上房室传导阻滞。

3. 运动负荷试验的方式

心电图运动试验一般有3种方式。最早的是双倍马氏二阶梯试验，在20世纪40年代至70年代，使用较广泛。其特点为设备简单、费用低廉，但对于大多数受试者来说运动量较小。第二种方式为蹬自行车运动试验，它是一种分级运动试验，一般分为七级，每级3 min。蹬自行车运动试验的优点是运动时上肢相对平稳，易于监测血压，描记的心电图质量较好，基线也较稳定；缺点是下肢容易疲劳，运动时心率、血压上升的速度较慢，即达到靶目标的时间较长。第三种运动试验方式是运动平板试验，也是目前各医院使用较多的方法；它也是分级运动试验，通过调整平板运动器具的转速和坡度来增加运动量，通常选用运动平板试验（Bruce方案），其优点是可以较短时间完成试验；缺点是3级以上的速度相当于跑步，这对于高龄或活动不便者都无法完成。

4. 试验观察指标及结果判定

（1）心电图改变。根据2002年《指南》的意见，判定运动试验阳性心电图核心标准为：a. R波占优势导联运动中或运动后，J点后$60 \sim 80$ ms（$0.06 \sim 0.08$ s）的ST段水平型或下斜型下移≥ 1 mm，ST段下斜型下移比水平型下移诊断意义更大；b. 运动前已有ST段下移者，在原有基础上再下移≥ 1 mm；c. 无病理性Q波导联，运动中或运动后ST段弓背向上抬高≥ 1 mm。

其他心电图改变可以作为诊断的考虑因素。a. 运动中或运动后即刻ST段下降越深，持续时间越长，下降导联越多，出现越早（如较低的运动量即出现），说明心肌缺血的程度和范围就越大；b. 运动诱发U波倒置，常提示前降支病变；c. 运动中出现频发室早，成对或联律室早，短暂室速，如在低运动量时即出现严重的心律失常并伴有ST-T改变，常提示预后不良；d. 运动中或运动后出现左束支传导阻滞较右束支传导阻滞病理意义大；e. 运动中发生T波倒置，不能作为心肌缺血的诊断标准，如运动前心电图即有T波倒置，运动时或运动后出现T波直立，这种"伪改善"提示心肌缺血；f. QRS波群的改变，正常人运动时QRS振幅较运动前降低，有些专家认为冠心病患者在运动时QRS振幅增高或不变。

（2）其他有诊断意义改变。a. 血流动力学的改变：正常人运动时收缩压升高，舒张压不变或轻度降低，如果受试者存在冠心病，通过运动而诱发了心肌缺血，致使心排血量减少而发生收缩压不升高反而下降。因此运动试验中发生收缩压下降超过10 mmHg时，也是运动试验阳性的表现之一，并且是终止运动试验的指征。另外，能否顺利完成预先设计方案，也反映出受试者心肌供血及心脏循环储备能力的正常与否。b. 有关症状体征的改变：运动中若出现胸痛同时伴缺血性ST段改变，可判断为运动试验阳性。注意少数人有胸痛症状而无心电图缺血性改变，也有无胸痛症状而有心电图缺血性改变（无症状心肌缺血）者。

（三）6MWT

6MWT是最常见的亚极量运动试验之一，由Bakle在20世纪60年代开发用于体适能的评估，通过测量在规定时间内行走的距离来评估机体功能状态及储量。1982年Butland等首次使用6MWT评估患者的心肺功能。在极量运动试验中，功能能力通常用峰值摄氧量（VO_{2peak}）表示，6MWT的结果6MWD和VO_{2peak}之间有很强的相关性（$r=0.56\sim0.88$）。在身体功能严重受损的人群中，亚极量运动试验也可以反映极量运动试验的结果。6MWT能较好地复制患者日常生活生理状态，评价患者的整体活动能力和功能状态，包括心血管系统、呼吸系统、外周循环、肌肉力量和骨关节活动等，是一种无创安全、简单易行、耐受性好、适应性广、可靠有效、更能精确反映日常生活活动的评估手段。

1. 6MWT适应证及禁忌证

（1）适应证：常见适应证见表2-2。

表2-2　6MWT的适应证

功能状态评估（单次测量）	干预前后疗效比较	预测发病或者死亡风险
慢性阻塞性肺疾病	慢性阻塞性肺疾病	慢性阻塞性肺疾病
间质性肺疾病	肺动脉高压	特发性肺纤维化
肺动脉高压	肺康复	肺动脉高压
慢性心力衰竭	冠心病	肺癌术后
心脏术后康复	慢性心力衰竭	冠心病
周围血管疾病	心脏术后康复	冠状动脉旁路移植术后
认知功能或精神异常	脑卒中康复	慢性心力衰竭
肌少症	帕金森病	主动脉瓣狭窄
脑卒中	膝关节炎	血液透析
帕金森病	血液透析	周围血管疾病
髋关节置换术后	髋关节置换术后	手术后无残疾生存
结直肠手术后	—	—

（2）禁忌证：研究表明，6MWT对于中度至重度慢性呼吸系统疾病的患者，其心肺反应与极量运动试验相似，对于晚期心力衰竭患者，6MWT能引起最大的运动反应，可以作为极量运动试验。6MWT可代表大多数中老年人的高强度活动，试验期间VO_{2peak}相当于CPET期间VO_{2peak}的（78±13）%，最大心率相当于CPET中最大心率的（80±23）%。因此2014年欧洲呼吸学会（ERS）/美国胸科协会（ATS）技术标准建议6MWT的禁忌证和注意事项应与CPET一致，见表2-3。

表2-3　6MWT的禁忌证

绝对禁忌证	相对禁忌证
7～10 d内急性心肌梗死	静息心率>110次/min
冠状动脉血管成形术<24 h	收缩压>160 mmHg
高危不稳定型心绞痛	舒张压>100 mmHg
急性心内膜炎	左冠状动脉狭窄
急性心肌炎或心包炎	快速性心律失常或缓慢性心律失常
未控制的症状性或血流动力学紊乱的心律失常	中度狭窄性心脏瓣膜病
急性深静脉血栓形成、肺栓塞	高度房室传导阻滞
有症状的严重主动脉狭窄或疑似动脉瘤夹层	肥厚型心肌病
未控制的症状性心力衰竭	重度肺动脉高压
未控制的支气管哮喘发作	水电解质异常
肺水肿	妨碍步行的骨关节疾病
休息时且在吸氧条件下血氧饱和度（SpO_2）<85%	—
急性呼吸衰竭	—
晕厥	—
急性传染病或其他可能对进行试验产生相关影响的疾病（如严重贫血、急性肝肾衰竭、甲状腺功能低下或甲状腺功能亢进等），导致无法执行操作的精神疾病或认知障碍	—

2. 6MWT检测方法

标准方法是在平坦的地面画出一条30.5 m的直线。两端各置一座椅，供研究者和受试者使用。受试者沿直线尽自己所能快速行走，直到6 min停止，以研究人员喊"停"的最后一步为止测量步行距离。测试中需注意以下事项：a. 正式行走前可先试走2次，休息1 h后，再行走2次，如4次行走距离的差距小于10%，则以4次结果的均值为准，否则再增加1次。b. 行走时沿直线尽可能快速行走，避免快速转身和走环形路线。c. 试验中研究者坐在一端计时，可不干扰患者，不用鼓励性语言；也可定时用固定、平稳的鼓励性语言。对同一患者应采用一致的方法，目前国外多采用鼓励性方法。d. 6 min内如患者出现疲乏、头晕、心绞痛、呼吸困难、冷汗、颜面苍白则停止试验。e.试验前后研究者应记录患者的血压和心率、呼吸次数。有条件时也可同步检测血氧饱和度。f.试验中应备用硝酸甘油等抢救药品。g.试验的环境应安静、通风良好、温度适宜。

3. 6MWT结果判定

6分钟步行的距离越长提示患者的运动耐量越大，心功能越好。步行距离为150～425 m时，其与运动峰氧耗量的相关性最好。1993年Bittner根据病情将6MWT结果分为4级，见表2-4，其分级与美国纽约心脏病学会（NYHA）分级正好相反，即级别越低，心功能越差。

表2-4 6MWT结果分级

步行距离/m	分级
<300	I
300～375	II
375～450	III
>450	IV

4. 6MWT的影响因素

主要包括患者年龄、性别、身高、体重、求胜欲望、试验经验、疾病情况、测试前是否服用疾病缓解药物、认知能力、吸氧方式及流量、试验场地、护士技巧、鼓励语言等。

5. 6MWT应用范围的扩大

6MWT能综合评价患者的各项生理功能，观察运动过程中各系统的变化，如运动诱发的低氧血症、原有症状的加重等，可获得机体静息状态时不能得到的数据信息，为临床的治疗、诊断、康复预后提供依据。近年来，6MWT应用范围逐渐扩大，如对拟实行肺移植手术、肺大疱减容术患者，术前检测6分钟步行的距离，对预测其预后有很大的帮助。

三、日常生活能力评定

ADL能力是指在个体发育成长过程中为了维持生存，适应环境，在每天反复进行的、最基本的、最有共同性的身体活动中经过实践逐步形成的能力，是人们从事其他活动的基础。

（一）基本概念

ADL是指人们每天在家居环境和户外环境里自我料理时的活动，包括人们为了维持生存和适应生存环境，每天必须反复进行的如衣、食、住、行，保持个人卫生整洁和进行独立的社区活动所必需的一系列的基本活动。不仅包括个体在家庭、工作机构、社区里的自我管理能力，同时还包括与他人交往的能力，以及在经济上、社会上和职业上合理安排自己生活方式的能力。

ADL能力对于健全人来说，无任何困难，而对于存在不同程度功能障碍的职业性呼吸系统疾病患者来说，简单的穿衣、如厕、刷牙、洗脸、起床等活动都可能有不同程度的困难。患者要完成任何ADL都需要艰苦反复训练，通过逐步提高自身功能、使用辅助用具或代偿环境和功能而实现ADL功能活动。实现ADL最大限度自理，不仅是康复工作最重要的目标之一，也是重拾患者生活信心的最佳方式之一。患者在最大限度地实现ADL功能自理后，有助于重新找回在家庭或社会中的角色与地位，获得更多的成就感和尊重。

（二）评定方法

1. 评定目的

ADL能力评定即在个体水平对能力障碍进行评定。其目的是：a.确定个体在ADL方面的独立程度；b.根据评定结果，结合患者及其家属的康复需求，拟定合适的治疗目标，制订适当的治疗方案；c.在适当间隔时间内进行再评定，以评价治疗效果，调整治疗方案；d.判断患者的功能预后；e.通过评定结果反馈，增强患者和治疗师的信心；f.进行投资–效益的分析。

2. 评定方法

（1）直接观察法：检查者通过直接观察患者的实际操作能力进行评定。该方法的优点是能够比较客观地反映患者的实际功能情况，缺点是费时费力，有时患者不配合。

（2）间接评定法：通过询问的方式进行评定。询问的对象可以是患者本人，也可以是患者家人或照顾者。此方法简单快捷，但信度较差。所以，在日常评定中，通常把直接观察法和间接评定法结合起来应用。

（3）ADL能力测试：使用专门的评定量表（如Barthel指数量表等）或操作课题进行ADL能力测试，此方法可以将评估结果量化。

（4）问卷调查：使用特定的评估量表，如功能活动问卷（FAQ）或自评量表进行评定，也可使用邮寄版本量表由患者自行打分。

（三）常用的评定量表

1. 常用的BADL标准化量表

目前常用的BADL标准化量表有Barthel指数、改良Barthel指数、Katz指数评定、改良Rankin量表以及Pulses评定量表。

2. 常用IADL标准化量表

常用的有功能活动问卷（FAQ）、快速残疾评定量表-2（rapid disability rating scale-2，RDRS-2）、工具性日常生活活动量表（instrumental activities of daily living，IADL）、情景图示评定量表。

其他内容可见第一章第三节相关部分。

四、生存质量评定

生存质量（quality of life，QOL）也称为生命质量、生活质量、生活质素等。它是对职业病患者生活好坏程度的一个衡量。生存质量与客观意义上的生活水平有关，但也有所区别。人们除了保持基本的物质生活水平及身心健康之外，生存质量也取决于人们是否能够获得快乐、幸福、舒适、安全的主观感受。其中，比较公认的几个观点包括：①生存质量是一个多维的概念，包括身体功能、心理功能、社会功能等；②生存质量是一个主观的评价指标，应根据评定者的主观体验进行评定；③生存质量具有文化依赖性，应该建立在一定的文化价值体系下。

（一）生存质量评定内容

生活质量的评定是针对每一位个体进行主观感受和对社会、环境体验的评定，它有别于其他客观评定指标，需要针对性分析不同职业病、状态、人群与生活质量有关的因素，确定适合的生活质量评定内容。

在职业性呼吸系统疾病康复评定工作中，我们所面对的疾病有尘肺病、哮喘病和棉尘病等，每一个疾病类别，都有不同的因素与其生存质量有关。

不同时期、不同研究背景的学者提出的因素都有些不同，其中Ferrell提出的思维模式结构较为全面，包括身体健康状况（各种生理功能活动有无限制、休息与睡眠是否正常等）、心理健康情况（智力、情绪、紧张刺激等）、社会健康状况（社会交往和社会活动、家庭关系、社会地位等）和精神健康状况（对生命价值的认识、宗教信仰和精神文化等）。当然，更具权威性的还是WHO提出的六方面的因素，可分为身体功能、心理状况、独立能力、社会关系、生活环境以及宗教信仰与精神寄托。

（二）生存质量普适性量表

常用生活质量评定的普适性量表主要有医疗结局研究简表（MOS SF-36）、世界卫生组织生活质量量表-100（WHOQOL-100或WHOQOL-BREF）、疾病影响程度量表（sickness impact profile，SIP）、EuroQOL调查表、生活质量指数（Quality of Life-Index）、诺丁汉健康量表（Nottingham health profile，NHP）、重新纳入正常生活指数（reintegration to normal living index，RNLI）等。

1. 医疗结局研究简表

最初由美国医学结局研究组在兰德公司健康保险项目有关研究的基础上修订而成的普适性测定量表，于20世纪80年代初期开始研制，20世纪90年代初，完成了含有36个条目的健康调查问卷简化版。内容包括躯体活动功能、躯体功能对角色功能的影响、躯体疼痛、健康总体自评、活力、社会功能、情绪对角色功能的影响和心理卫生8个领域。MOS SF-36是目前世界上公认的具有较高信度和效度的普适性生活质量评价量表。

2. 世界卫生组织生活质量量表-100

是由世界卫生组织领导15个国家和地区共同研制的跨国家、跨文化的普适性、国际性量表。目前在国际上使用的语言版本近30种，其内容包括6个领域：生理、心理、独立性、社会关系、环境和精神支柱/宗教/个人信仰，共24个方面。

3. 疾病影响程度量表

由Gilson BS等于1975年制定。1981年，由同一工作组Bergner M等完成量表的修改和定稿，形成目前使用版本。共12个方面，136个条目，包括步行、活动、自身照顾、社会交往、情绪行为、交流、行为动作的灵敏度、睡眠与休息、饮食、家居料理、娱乐与休闲和工作等内容。

4. EuroQOL调查表

是由英国University of York的EuroQOL研发组于1990年制定的普适性生活

质量测量量表。内容包括移动能力、自理能力、日常活动能力、疼痛/不适和焦虑/抑郁5个部分。量表效度、收敛效度和重测信度好。

5. 生活质量指数

是Spitzer WO等于1981年为癌症及其他慢性病患者设计的生活质量量表。该量表包括活动能力、日常生活、健康的感觉、家庭及朋友的支持及对整个生活的认识，同时还包括一个0～100的目测分级量表。

（王文强、凌瑞杰）

第三节　运动康复治疗

一、呼吸训练

呼吸训练是肺康复的一种基本方法，也是疾病恢复阶段早期主要的锻炼方法。职业性呼吸系统疾病患者，尤其是职业性尘肺病，肺部有效呼吸面积缩小，从而引起胸闷、咳嗽、咳痰等症状。呼吸训练可以通过增强胸廓的活动度，改善肺部的弹性，协调各种呼吸肌的功能，缓解胸部的紧张，增加肺活量和吸氧量，强化有效的咳嗽，还可以通过影响神经、循环、消化等系统的功能，改善全身状况。正常人基本的呼吸类型为胸式呼吸，而职业性尘肺病患者胸式呼吸可造成呼吸效率低下，增加呼吸困难，引发恶性循环，呼吸训练可预防恶性循环发生，指导患者进行高效率的呼吸法。呼吸训练无创、方便且经济，容易被患者接受。呼吸训练主要有缩唇呼吸和腹式呼吸法。

（一）缩唇呼气训练

1. 缩唇呼吸的原理

缩唇缓慢呼气，可产生阻力，有效地延长呼气时间，增加气道内压，使气道等压点前移，避免小气道过早关闭。通过缩唇缓慢地进行呼气，能够有效延缓呼气气流压力的降低，使气道内压提高，避免因腹腔内压力的增加压迫气道，让小气道持续保持在扩张状态，促进肺内残余气体的顺利排出，防止气道陷闭，增加呼气量。缩唇呼吸能降低呼吸频率，增加潮气量及肺活量，并延长呼气时间使呼气末肺容积降低，从而显著减少呼吸困难的发生，所以缩唇呼吸是有效控制呼吸急促症状的方法。

2. 缩唇呼吸的方法

患者端坐位，肩部放松，吸气时嘴唇闭拢，经鼻缓慢吸气，稍微屏气片刻，然后双唇合起呈吹口哨样，收缩腹部，将气体从唇间轻轻呼出，动作要缓慢、平静，尽量把气体全部呼出。呼吸的同时要保持颈部、胸部和口周肌群的放松。一般吸气时间为2 s，呼气时间逐渐延长至4 s或更长，吸气和呼气的时间比例为1∶2或1∶3，慢慢地达到1∶4作为目标，每次10 min，每天3～4次，其间可让患者进行自行调整。

（二）腹式呼吸训练

1. 腹式呼吸的原理

腹式呼吸训练又称膈式呼吸训练。膈肌是主要呼吸肌，严重呼吸系统疾病会导致膈肌无力，患者的呼吸运动由肋间肌和辅助呼吸肌来承担，即胸式呼吸，而胸式呼吸胸廓扩张度小，呼吸肌容易疲劳，所以效果比腹式呼吸差。腹式呼吸锻炼使横膈膜的活动变大，胸锁乳突肌、斜方肌等呼吸辅助肌的活动减少，使呼吸效率、动脉氧分压上升。呼气时，腹肌收缩帮助膈肌松弛，随腹腔内压增加而上抬，增加呼吸潮气量；吸气时，膈肌收缩下降，腹肌松弛，保证最大吸气量。腹式呼吸运动时，尽可能减少呼吸肌的无效劳动，使之保持松弛休息。因此，借助膈肌参与呼吸的腹式呼吸可增加潮气量，减少功能残气量，提高肺泡通气，降低呼吸功耗，缓解呼吸困难症状，改善换气功能。

2. 腹式呼吸的方法

患者可选择在卧位、坐位、立位以及平地行走时进行训练，在进行腹式呼吸的时候可以一手置于前胸部，一手按在上腹部，方便观察胸腹的运动情况。吸气的时候上腹部对抗手部施加的压力，随着吸气的持续腹部逐渐隆起，呼气的时候腹部可下沉，此时可用手稍微加压用力，让腹内压可以显著提高，并让膈肌上抬。腹式呼吸训练需要做到循序渐进，控制吸气与呼气的时间比在1∶2～1∶3，在训练的初期每次训练时间10～15 min，2次/ d，在熟悉后可不断增加训练的时间与训练的次数，病情允许者应逐渐养成一种呼吸习惯。

（1）立位的腹式呼吸。患者取站立位，必要时用单手扶床栏或扶手支撑体重，全身放松，肩膀放平，两手分别放于前胸部和上腹部，用鼻缓慢吸气时，膈肌最大限度下降，腹肌松弛，腹部凸出，手感到腹部向上抬起。呼气时用口呼出，腹肌收缩，膈肌松弛，随腹腔内压增加而上抬，推动肺部气体排出。手感到腹部下降，自然放松回到原位，注意呼吸时不要刻意隆起腹部。

（2）仰卧位的腹式呼吸。患者仰卧放松，髋关节和膝关节稍弯曲，处于舒适的肢位，双手分别放在腹部和上胸部，感觉吸气与呼气时手的变化，吸气时放置于腹部的手轻轻上抬，在呼气结束时，治疗师快速地徒手振动并对横膈膜进行伸张以促进呼吸肌的收缩。此训练是呼吸系统物理治疗的基础，患者应充分掌握，每次训练5～10 min。

（3）坐位的腹式呼吸。患者取坐位，足跟着地，脊柱伸展在可能的最大限度内取前倾位，并保持平衡，一手放在膝盖外侧支撑体重，另一手放在腹部。吸气时横膈膜收缩，斜角肌等呼吸辅助肌使收缩扩大，呼气时吸气肌放松。

（4）平地步行时的腹式呼吸。把呼吸与行走步数协调起来进行训练，使患者在行走时不出现呼吸急促现象，保持行走时吸气与呼气的比例为1∶2，也就是两步吸气、四步呼气，也可根据患者个体情况调整吸呼比例为3∶2或1∶1进行训练。先从短距离开始，行走速度不要过快，避免加重呼吸困难，病情较轻者，在平地步行训练的基础上可以在上下台阶、坡道时进行腹式呼吸的训练。

腹式呼吸锻炼时应注意：首先应了解横膈在吸气时向下方运动、腹部上升的运动，这样易理解腹式呼吸；训练开始时注意把握呼吸节律，顺应呼吸节律进行呼吸指导，不要进行深呼吸，应在肺活量1/3～2/3通气量的程度上进行练习；腹式呼吸运动时，尽可能减少肋间肌等辅助呼吸肌的无效劳动，使之保持松弛休息。

二、排痰训练

咳嗽、咳痰是职业性呼吸系统疾病患者主要临床症状，如职业性尘肺病，患者常因病程长、支气管反复感染而产生大量的脓性黏痰，纤毛摆动减少，加上患者久病体质虚弱，往往痰液无法咳出，痰残留在呼吸道中，妨碍空气的流通，加重呼吸困难。此时有效地进行排痰训练有助于纤毛的推动、痰液的咳出，祛除气道上的分泌物的潴留，减轻空气在气道中的流通障碍，减轻细菌的繁殖，净化呼吸道，改善肺通气。排痰训练包括体位引流、胸部叩击和振动，以及有效咳嗽训练等方法。

（一）体位引流

体位引流是通过调整患者体位，让患者病变部位与主支气管垂直，利用重力作用使痰液从小气道流入大气道，进而引流出体外的一种排痰方法。

1. **适应证**

（1）痰量多、黏稠而咳痰能力较差的患者，同时存在重度的通气障碍不能充分咳嗽。

（2）年龄较大、理解力差的老人，不能进行有效的咳嗽使痰液排出的。

（3）患者虽有咳痰的能力，但体质弱自行排痰时易消耗很多能量的。

（4）支气管内长期潴留分泌物不能完全排清，如合并支气管扩张。

2. **禁忌证**

（1）明显的呼吸困难、呼吸衰竭以及高热等。

（2）近期有外伤或者其他情况不宜改变体位。

（3）严重心血管疾病或年老体弱不能耐受者。

（4）肺水肿、近期大咯血、血流动力学不稳定的患者。

（5）严重骨质疏松等。

3. **方法**

为了最大限度地发挥体位引流的作用，根据肺支气管解剖位置给予患者摆位，不同的病变部位采用不同的引流体位，如下肺部的痰液需要采取头低脚高健侧卧位，头低下位置应超过水平25°。先用听诊器听诊评估患者以决定肺部哪一段要引流，引流支气管开口在下，肺上叶引流可取坐位或半卧位，中下叶各肺段的引流取头低脚高位。将患者置于正确的引流姿势并根据肺段位置的不同转动身体角度。引流时让患者轻松呼吸，不能过度换气或呼吸急促。体位引流过程中，可结合使用手法叩击等技巧。如有需要，应鼓励患者做深度、急剧的双重咳嗽。如果上述方法不能使患者自动咳嗽，则指导患者做几次深呼吸，并在呼气时给予振动，可诱发咳嗽。每次引流一个部位，每个部位引流5～10 min，如有数个部位，总时间不超过40 min，避免过于疲劳。引流的频率视分泌物的多少而定，一般每天2次，痰量特别多者每天可引流3～4次。体位引流宜在餐前进行，引流治疗结束后缓慢坐起并休息，防止姿势性低血压。夜间分泌物容易潴留，故在清晨醒后进行体位引流效果最好。

引流后有意识地咳嗽或运用用力呼气技术，可将分泌物更好地从大气道排出。体位引流同时进行雾化叩击、振动等手段可以促进痰液引流。引流时要观察患者的脸色与表情，预防严重高血压、颅内压增高、心衰、气喘发生，出现异常时要及时终止。同时对排痰的部位、痰量、颜色、气味、性状以及患者对排痰的耐受性等予以记录。

（二）胸部叩拍、震颤

1. 胸部叩拍

是一种用以刺激咳嗽的有用技术，咳嗽可能由分泌物刺激所诱发。胸部叩拍的方法：将手掌微曲成弓形，五指并拢呈杯状，以腕部有节奏的屈伸运动拍打患者肺部，利用腕关节活动，力量适中，正确的叩拍会产生一个空而深的声响。叩击部位由下往上，多与体位引流同用，重点叩击需引流部位，沿着支气管走向由外周向中央重复叩击，每个部位叩击1～2 min。叩击时要避开胸骨、脊柱、肝脏、肾脏、乳房等位置，必要时可垫布片，以减轻胸壁不适。应在呼气时进行叩打，避免在吸气时叩打，排痰时与呼气期的节奏相一致，在叩击的同时要鼓励患者做深呼吸和咳嗽（可以使用机械叩拍器，频率3～5次/s）。在患者深吸气准备将痰咳出时，治疗师在叩打部位进行压迫和振动，顺应咳嗽进行压迫使痰咳出，若患者不能自动咳嗽，应指导患者做几次深呼吸，并在呼气时进行振动，可诱发咳嗽。

胸部叩拍应使患者感觉舒适，胸部叩拍的力度可根据不同的个体作出适当的调整。叩拍过程中，要预防低氧血症、气管痉挛加重、呼吸功增加等。如果氧饱和度降低应停止叩拍。有力而快速的胸部叩拍能引起患者屏气，而且会诱发气道高反应性患者的支气管痉挛。严重的骨质疏松症和大咯血是此项技术的禁忌证。

2. 胸部震颤

胸部震颤排痰包括胸部手法振动和器械辅助排痰。

手法振动时治疗师将手置于胸壁相应的位置上，在患者整个呼气或咳嗽过程中进行胸部压迫来促使其增强用力，加快呼气流量，并可能有助于分泌物的移除。胸部振动应根据不同的患者做适当的调整，应该使患者在舒适感觉中进行，可以是粗糙运动（摇动），也可以是精细运动（振动）。适应于久病体弱、长期卧床、排痰无力者；禁用于未经引流的气胸、肋骨骨折、有病理性骨折史、咯血、低血压及肺水肿的患者。

方法：患者侧卧或取坐位，叩击者两手手指弯曲并拢，使掌侧呈杯状，以腕部力量，从肺底自下而上、由外向内、迅速而有节律地叩击胸壁，振动气道，叩击时发出一种空而深的拍击音表明手法正确。每一肺叶叩击1~3 min，每分钟120~180次。注意叩击操作应安排在餐后2 h至餐前30 min完成，并密切注意患者的反应，询问患者感受，观察痰液排出情况，操作完成后复查肺部呼吸音及啰音情况。

无力咳出黏稠痰液、意识不清或排痰困难的患者可以用机械排痰，有手持式机械排痰和振动背心排痰。震荡呼气正压可使患者呼气时经过出气口阻力阀使气道压力升高以对抗内源性呼气末正压，将等压点向外周气道移动，防止动态气道塌陷，增加呼气时间和肺泡通气，使得气道内分泌物移动性增加，有助于气道分泌物清除。同时，呼气触动装置的簧片振荡并产生低频声波，可以有规律地"敲击"纤毛使其运动，降低分泌物的黏稠性，使附着在气道壁或肺泡的痰液松动，并产生短暂的呼气气流爆发，帮助分泌物沿气道向上运动。

高频胸壁振荡是利用机械装置产生气压振荡作用于胸壁，通过改变分泌物的流变特性，产生一个类似于咳嗽的呼气相流速，使痰液松动脱离气道壁，以及使纤毛的振动频率增快等方式增强黏液纤毛清除功能。患者穿可充气背心紧贴胸壁，空气传送至背心内并产生一定的压力。将气体脉冲发生器与背心连接，以提供间歇正压气流，致使背心迅速扩张，压迫胸壁，引起气道内气流的瞬间增加。振荡的频率一般为5~25 Hz，建议总治疗时间为10~30 min，治疗方案应随个体不同根据所用机器的波形而调整，以确定最佳治疗频率。

（三）咳嗽训练

咳嗽是最重要也是最常用和最简便的排痰方法。正常人的咳嗽是一种自然保护的防御反射，可清除气道中的分泌物或外来异物。但对于气道分泌物增多、气道保护功能下降或咳嗽无力的患者，则需要通过医疗人员的帮助和指导来完成有效咳嗽。当有肺和气管疾患时，正常力度的咳嗽可有效地将气道分泌物以痰的形式排出体外，达到气道廓清的目的。

咳嗽动作可分解成刺激、吸气、屏气和咳出四个步骤。首先要让患者采用坐位或立位，双肩放松、上身略向前倾，禁止仰卧位。嘱患者进行缓慢深吸气，然后关闭声门并屏气1 s，接着在打开声门的同时强力收缩腹肌进行咳嗽，咳出气道分泌物，接着患者缓慢深吸气，噘嘴呼气可缓和咳嗽引起强烈的气道刺激，必要时重复上述动作。

需要注意的是，合并严重COPD或严重限制性疾病的患者无法产生有效咳嗽时，不适合指导性咳嗽。合并重度COPD患者，咳嗽时的屏气及咳嗽动作可能会明显增加胸内压对小气道的压迫，使气道等压点往上游移动，造成气道塌陷。如果患者意识不清、反应迟钝或无法配合也无法进行指导性咳嗽。

用力呼气技术（forced expiratory technique，FET）也称哈气咳嗽技术。适用于常规咳嗽容易发生气道塌陷的患者，如尘肺合并COPD、肺囊性纤维化或支气管扩张症，由于耗能较小，特别适用于年老体弱患者。它的工作原理是在呼气相尽可能维持胸内压在较低水平以避免小气道的塌陷。患者由鼻子缓慢深吸气，然后进行2~3个连续不出声的、短暂用力的哈气动作，使周围气道的分泌物汇集至中央气道，随后使用呼吸控制，即患者经鼻子放松自然吸气至潮气量，然后轻轻噘嘴进行放松自然的呼气到功能残气量水平，保持胸部至全身放松状态。再由鼻深吸气后，快速收缩腹肌，用力哈气将痰咳出，整个过程常需重复进行2~3次。

呼吸控制是用力呼气技术的一个重要组成部分，对患者呼吸急促或咳嗽后减轻呼吸道症状非常有效，同时可缓解患者紧张、恐慌、焦虑症状。用力呵气后需要暂停并进行呼吸控制，以防止气流阻塞的加重。暂停时间的长短因人而异。当患者存在支气管痉挛或气道不稳定时，或患者虚弱而且容易疲劳时，暂停时间可较长（10~20 s），当患者不合并有支气管痉挛时，呼吸控制周期可以大大缩短。

呵气过程中所产生的剪切力会降低黏液的黏度，加之用力呼气时流量很高，有助于黏液的清除和痰液的排出。在移除和清除外周分泌物时，由中肺容量开始，以中等深度进行呼吸，呼气时保持口腔和声门开放，利用胸壁和腹部肌肉的收缩将空气挤出。呼气时间要适度，应该保证足够长，以便将位于更远端气道内的分泌物松解咳出，但是，如果呼气时间持续太久，可能会引起不必要的阵发性咳嗽。呵气过程需要用力，但非剧烈动作。

患者采用坐位，先进行深而慢的呼吸5~6次，后深吸气至膈肌完全下降，屏气3~5 s，继而缩唇（噘嘴），缓慢地通过口腔将肺内气体呼出（胸廓下部和腹部应该下陷），再深吸一口气后屏气3~5 s，身体前倾，从胸腔进行2~3次短促有力的咳嗽，咳嗽同时收缩腹肌，或用手按压上腹部，帮助痰液咳出。可经常变换体位以利于痰液咳出。对因胸腔闭式引流胸部伤口疼痛不敢咳嗽的患者，用双手或枕头轻压伤口两侧，使伤口两侧的皮肤及软组织向伤口处皱起，可避免咳嗽时胸廓扩展牵拉伤口而引起疼痛。

三、运动训练

运动训练是肺康复的核心，是肺康复计划的基石，通过合理有效的运动锻炼，可以增加肌肉，改善肌肉力量，进而逐步缓解呼吸困难。运动训练的目标是遵循机体的生理变化，通过不同的运动强度、运动方式使处于不同疾病状态下的患者达到既定的治疗效果。运动训练主要包括有氧训练、力量训练以及呼吸肌训练。

（一）有氧训练

有氧运动训练是提高心肺适能最直接有效的方法，也是职业性呼吸系统疾病尤其是尘肺病患者运动康复的核心内容之一。有氧训练是指采用中等强度、大肌群、动力性、周期性运动，以提高机体有氧代谢能力的锻炼方式，目的在于提高患者全身的耐力，改善心肺功能，防止恶性循环的发生。其原理是通过反复进行的以有氧代谢为主的运动，使机体产生肌肉和心血管适应，提高全身耐力和心肺功能，改善机体代谢。

有氧训练运动量过大有风险，运动量太小达不到效果，所以有氧运动处方中的运动方式、强度、时间、频率制定要合理，以达到安全有效的目的，其中运动强度的制定是关键。

常用的有氧运动方式有行走、慢跑、骑自行车、手摇车、健身操、游泳等。建议初始从20 min开始，逐步增加至40～60 min，运动频率为3～7次/周。当患者完成现有运动处方感觉较前明显轻松，心率和血压反应也较前降低，应酌情调整运动量。建议先增加运动时间，一般在最初的4～6周内每1～2周酌情增加5～10 min，再增加训练的频率，最后增加运动强度。在调整的过程中应密切监护患者的不良反应，如果患者不能耐受应及时调整运动量。

全身性呼吸操是将肢体运动和呼吸肌群的锻炼结合起来，在缩唇呼气和腹式呼吸的同时，结合各种躯体和肢体的活动，采用上举、扩胸、侧腰、转体等动作，增加腹压和膈肌活动度，使呼吸肌和全身骨骼肌得到锻炼。

职业性呼吸系统疾病中的尘肺病患者有些为老年人，高强度运动训练可能会产生肌肉消耗、呼吸节律打乱等负面作用，进一步削弱运动能力。我国传统运动训练如太极拳、八段锦等，属于低强度的有氧运动，既可增强膈肌、腹肌及下胸部肌肉的活动，又使呼吸肌做功能力增强，从而改善肺通气功能。并且这些运动可增加患者四肢肌肉力量，改善因慢性疾病引起的骨骼肌功能障碍，减轻患者对体力活动的恐惧和焦虑，增强锻炼信心，提高运动耐力，降低机体应激反应，进而利于机体的全面调整和修复。

通过调身、调吸、调心等方法，在心理上调节、改善人的不良心理状态，在生理上疏通经络，运用特定的形体运动，配合呼吸，具有保精养气存神的作用，是职业性尘肺病患者适合的运动方式之一。呼吸操训练法基础上是缩唇-腹式呼吸法，一共7节。具体方法：a.平静呼吸：患者站立且双脚分开与肩同宽，稍闭双眼，舌尖抵在上颚处微闭口唇后含胸收腹，两臂下垂按照鼻吸口呼方法做顺式腹式呼吸；b.上举运动：患者行丹田呼吸，站立式双脚分开并与肩同宽，两手从体前拉起到上丹田，慢速分开并通过鼻吸气，双手合拢经口呼气，再将双手下行至下丹田，同样经鼻吸气且合拢时经口呼气；c.扩胸运动：患者双脚呈自然站立状，双手掌心向下，两臂从体侧慢速拉起，经鼻吸气，双臂伸平后翻转掌心，在体前合拢后抱胸，经口呼气；d.转体运动：左脚或右脚向左侧或右侧迈开一步，上身按照迈脚方向旋转90°，经鼻吸气和经口呼气，同时身体反方向转体90°。

中医运动疗法通过呼吸的吐纳、肢体的活动，采用动静结合，形神合一的理念，注重三调（即调心、调息和调身），练养相兼，从而达到脏腑调和、精气流通、形神共养。诸多研究证实，将中医运动疗法融入慢阻肺康复策略中，不仅能有效降低及改善FEV_1、FEV_1/FVC和$FEV_1\%$等肺功能指标，而且安全可靠，可提高生活质量。

常见的中医传统运动项目主要有八段锦、太极拳、六字诀等。太极拳在运动中采用气息的升降、出入为主的深慢腹式呼吸方法，可增加肺循环血量，加快气体通气和换气，提高血氧饱和度，降低血二氧化碳水平。

太极拳步法上采用"进、退、眼、定"等，辅以吸气及缓慢深长呼气，以气带动全身，使肌肉、筋骨、四肢关节均得到同时性的放松锻炼，有效地刺激全身的经络和穴位，起到舒畅全身气机，增强肺气，强壮筋骨的作用。太极拳适用于尘肺病稳定期患者，每次康复锻炼60 min，每周5～7次，康复疗程3个月以上。

八段锦是集养生与康复于一身的锻炼方式，融入了中医的阴阳五行和经络学说。其特点是呼吸柔和，同时配合膈肌及胸廓运动，促进吸入更多新鲜空气，吐出残余浊气，增加肺泡有效腔，促进肺泡膨胀，以有效改善慢阻肺患者的肺功能。适用于慢阻肺稳定期患者，每次康复锻炼30 min，每周4次以上，康复疗程3个月以上。

（二）力量训练

近年来力量训练在呼吸康复中越来越受到重视。它改善肌肉功能已成为呼吸康复的一个重点。原来一般都采用耐力训练，降低心肺系统的应激，减少症状，一项对照试验的系统评价发现，与耐力训练相比，力量训练能更好地改善健康相关生活质量。COPD的最新肺康复指南中也推荐力量和耐力训练的结合，它可以有多重获益而且具有更好的耐受性。

力量训练包括上肢力量训练和下肢力量训练，由于呼吸困难和一些其他重要症状，外周肌力（包括呼吸肌）无力是导致患者运动减少的主要原因，使得呼吸及循环系统对运动的适应能力下降，上、下肢出现失用性肌力下降，患者的肌力和运动耐力下降。通过上、下肢及全身的力量训练，使全身肌力增强，呼吸及心血管功能得到改善，患者的肌力及运动耐力提高。

1. 禁忌证

运动时有生命危险的患者、重度肺动脉高压患者，运动引起晕厥、药物治疗无效的顽固性充血性心力衰竭、不稳定心绞痛、近期心肌梗死、终末期肝功能衰竭、严重关节炎、恶性肿瘤骨骼受累、失去学习活动能力患者或精神障碍破坏性行为患者。

2. 训练方式

（1）上肢力量训练。职业性呼吸系统疾病患者常使用上肢及躯干上方的肌肉来协助呼吸，上肢活动可以影响过度充气和肺动力学机制，因此这些肌肉在做上肢运动时常会提早感觉疲乏，甚至在轻微的上肢运动时就会感觉呼吸困难，影响患者的日常生活活动。当上臂高举时，可增加机体耗氧量，同时使肩带肌群不能对胸廓产生牵张作用，从而容易产生呼吸困难。

因此，临床康复治疗中，常将肩带肌群作为呼吸系统疾病患者增加肺通气量的辅助吸气肌群。上肢训练可提高机体对上肢运动的适应能力而降低耗氧量，改善做功效能，减轻呼吸短促，同时肩带肌群肌力的增加可改善辅助吸气的效能。

常见的上肢运动训练形式有低阻力高重复的抗重力运动、划船器运动、手摇车运动、弹力带训练等。有研究进一步发现呼吸系统疾病患者上肢在物理支撑情况下进行活动，更容易感觉呼吸困难，因此，未加支撑的上肢训练可能优于支撑性的训练。

哑铃是最简单实用的锻炼工具，可用来进行上肢各运动肌群的锻炼。哑铃的重量可根据患者的承受能力随时调整，通过循序渐进的持续锻炼，可有效提高患者上肢的运动耐力，降低患者呼吸困难的程度，改善患者的生活质量。

（2）下肢力量训练。下肢功能失用是呼吸系统疾病患者运动障碍的主要原因，研究证实下肢力量训练可以改善慢性阻塞性气道疾病患者的运动耐力。患者的通气水平和运动耐力都有显著改善，呼吸康复的循证医学指南推荐在呼吸康复中加入下肢力量训练，推荐级别为1A级。下肢运动训练方式，多采用走路、爬楼梯、骑固定式的脚踏车，推荐多次中度的重复阻力训练。

（3）功率自行车训练。指导督促患者每天进行30～40 min的训练，连续训练15 d。在训练过程中首先帮助患者坐在功率自行车训练仪器上并连接血压监测仪与心电图检测器以监测患者指标变化。然后使用头带，帮助稳固吸氧面罩。在正式开始前要进行3～5 min的热身，将训练仪器功率调整至20 W，此后每过10 min便以10～15 W/min速度增加，加至每分钟达到55～60 r后停止。

（4）四肢联动训练：四肢联动训练是集有氧训练、阻力运动、耐力运动、力量运动、灵活性运动和协调性运动于一体的综合性运动疗法，它能够使患者的骨骼肌得到拉伸，增强肌力，提高肺功能水平，增加患者的运动能力，适用于慢性阻塞性肺疾病、支气管哮喘、间质性肺病、支气管扩张、冠心病等心肺功能不全患者。

3. **训练强度**

由于心率和运动强度呈线性关系，所以目前把心率作为运动强度的可靠指标之一，一般采用目标心率，具体计算为目标心率＝［220-年龄］×（0.85～0.65），例如：60岁患者目标心率＝［220-60］×（0.85～0.65）＝104～136，即运动强度为心率104～136次/min的运动量比较适宜，或者比安静时增加20～30次/min。也可以中度或轻微气促（博格评分4～6分）作为训练目标。低强度训练可改善症状，但是训练强度越高，训练效果越好。目标需根据患者病情的严重程度、症状及并发症来作出相应调整。

4. **训练频率**

最新研究成果指出，达到改善患者生活质量和运动耐量的效果，每周至少训练3次。

5. **训练时间**

有证据显示呼吸康复效果与运动训练时间成正比，训练持续时间越长，训练效果和训练耐受性越好，因此应推荐长期的运动康复训练。但关于运动训练应至少持续多长时间方能起效，观点不一。

（三）呼吸肌训练

呼吸肌训练是呼吸训练中的重要组成部分，也是肺康复的基本训练方法，通过呼吸肌力训练，可以改善职业性呼吸系统疾病患者呼吸困难的症状，提高患者运动能力，减轻呼吸做功，并提高通气效率，还可以提高排痰能力。如职业性尘肺病患者的呼吸肌功能下降，呼吸困难、运动耐受性下降及生存质量降低，同时还有咳嗽排痰障碍。所以，呼吸肌的功能训练对职业性尘肺病患者的肺康复是非常重要的。常见的呼吸肌训练有：吸气阻力训练、呼气阻力训练、膈肌阻力训练，目前对吸气肌训练的研究更为常见，吸气肌训练的方式主要有抗阻训练和耐力训练。其他职业性呼吸系统疾病可参考应用。

1. 训练方式

（1）流速依赖型抗阻呼吸训练。吸气气流阻力负荷型是通过小管径的气流通道完成吸气活动，借助管径的大小调节吸气阻力，管径越小，阻力越大。但除管径大小外，受训者的吸气流速也是影响吸气阻力的重要因素。

这种训练方式存在阻力负荷不恒定的缺点，在训练时，治疗师需要密切监视受训者的呼吸方式，以取得较好的训练效果。动态吸气气流阻力负荷型是训练器吸气负荷可在呼吸周期间或呼吸周期内进行调整，制造出不同的负荷水平，以符合事先设定的最大吸气压的百分比，即该仪器提供的吸气负荷将随着肺扩张而逐渐下降。进行呼吸肌力训练时，需要患者保持快速吸气或者呼气，因此，需要患者有快速吸、呼气的能力。

若患者训练时，气流速度有所减慢，则相同孔径的阻力阀产生的负荷也随之降低，因此无法保证稳定的训练强度。在使用流速依赖型抗阻呼吸训练器对患者进行呼吸肌力训练时，物理治疗师需密切关注患者训练时气流速度的变化，提醒患者保持稳定的、较快的气流速度。

（2）阈值负荷呼吸训练。吸气压力阈值负荷型是通过对吸气活动提供非流速依赖型、可变的、定量阻力来实现抗阻呼吸训练。阈值负荷训练能改善健康成年人及慢阻肺、心衰、神经肌肉疾病患者的吸气肌功能表现，包括吸气肌力量、最大收缩速度、对外做功与吸气肌耐力等。

另外，由于装置属于非吸气流速依赖型，对呼吸模式没有严格要求，大大地增加了其易用性。呼气压力阈值负荷型，患者在呼气时须先产生足够的呼气正压才能完成呼气活动，其阈值阻力也表现为非流速依赖型，并具有可变性与定量等特点。

患者通过训练器抵抗设定好的负荷，进行吸气或呼气训练。在训练时，只有当患者吸气或呼气且口腔压力达到设定好的负荷时，训练器的阀门才打开并有气流经过。

因此能保证患者训练时有稳定的强度以及精准的负荷，在患者条件满足的情况下，阈值负荷训练法为呼吸肌力训练的首选方法。

（3）耐力训练。自主性非高碳酸血症性用力呼吸（voluntary isocapnic hyperpnoea training，VIH）是常用的耐力训练模式，需要受训者进行最高30 min的持续性高水平通气活动。为避免出现过度通气，一般要求受训者在同一密闭小空间内重复呼吸，并给予吸氧。训练处方一般设置为60%～90%的个人最大分钟通气量，每周3～5次。研究显示，VIH型耐力训练能增加健康人、神经肌肉疾病与慢阻肺患者的耐力表现。

2. 训练方法

（1）三球式呼吸训练器。这是经典的呼吸训练器，它是一种使用吸气流量装置的训练器，通过制定容量及流速，在吸气时施加抵抗，肋间肌和膈肌收缩，使胸腔前后径、上下径增加，同时，胸廓扩大，胸腔容积增大，从而增加肺容量。此外，在呼吸训练器应用过程中，还能够通过控制患者呼吸频率，增加潮气量和有效通气量，充分扩张患者胸廓和肺泡，故能够预防肺不张，并利于痰液的排出，提高肺泡摄氧能力，从而有效改善肺功能及生活质量。

通过3个球的位置可以控制气体的吸入与排出的流速，大概了解气体到达肺部的容量与速度，从而逐渐适应呼吸的模式与深度，增强肺容量，培养患者缓慢而均匀地深吸气、深呼气，达到恢复肺功能的目的。训练器操作简单、便捷，且成本较低，利于广泛应用。患者可以观察吸气气流量的大小，在视觉上看到他们的肺功能的变化，这有助于增加其对抗疾病的信心。

具体操作方法：首先将连接管与外壳的接口、咬嘴连接；患者呈坐位，上半身挺直，背部紧贴椅子，随后将训练器垂直平放于患者眼部同等高度的位置，保持正常呼吸，含住咬嘴吸气，保持一个低吸气流速，让第一个球升起来尽可能保持该球上升所处的位置，第二、第三球处于原来的初始位置；再继续增加吸气流速，使第一、第二球升到最高位置，第三球处于原来初始位置；最后尽力达到最大吸气流速，使3个球全部完全升到最高位置；移去呼吸训练器，松开咬嘴缓缓将气排出。并恢复正常呼吸，每组10～15次，每天4～6次，每次15 min。

　　注意事项：a. 嘴唇包含咬嘴，确保没有漏气；b. 间歇训练，每次训练后休息5 min，训练强度限制在呼吸和心率增加20%，停止运动后，心率可以恢复到安静时的值；c. 循序渐进，患者可以首先设置每天的目标值，从第一个具有低流速的浮子或者低容量开始；d. 在专业医务人员的指导下，若患者出现头晕或疲劳等不适症状时，需要给予片刻的暂停，休息后若能够恢复则可继续训练。

　　（2）手法辅助训练。辅助呼吸法可帮助尘肺病患者减轻由呼吸困难引起的呼吸急促症状。常用的有上部胸廓辅助法、下部胸廓辅助法、一侧胸廓辅助法和腹部重锤负荷法4类，通过对胸廓适当施压辅助，可以减轻患者的呼吸急促，增强胸廓的活动性，有利于排痰。

　　①上部胸廓辅助法。患者平卧，治疗师站在患者的床头，双手放在患者锁骨下方，两拇指放在胸骨上，其余四指张开放在两侧上胸部，首先治疗师的手随着患者的呼吸移动2～3次顺应其呼吸节奏，以把握其呼吸节奏，然后在患者呼气时顺势对胸廓轻轻地施加压迫。此方法主要适用于上胸廓活动性差的患者以及横膈膜运动受抑制需要辅助呼吸的患者。

　　②下部胸廓辅助法。患者平卧，治疗师站在患者一侧，肘部稍屈曲，双手放在患者的两侧肋弓上，在患者呼气时轻轻向其胸廓下方压迫，辅助患者呼气。在最初的2～3次呼吸时注意观察患者呼吸节奏与胸廓的运动，顺着患者的呼吸节奏在呼气时轻轻加压，如患者无不适症状，可慢慢增加压迫的力度，并观察患者的表情是否有不适的感觉。呼气时施加压力，吸气时去除压迫让患者胸廓有弹性地自然活动，不影响患者吸气运动。

　　③一侧胸廓辅助法。患者取平卧位，治疗师站在患者一侧，一手放在患者上部胸廓上，另一手放在同侧下部胸廓，顺应患者的呼吸节奏后，在患者呼气时放在上部胸廓的手向前后方向压迫，放在下部胸廓的手向内下方压迫。此方法适用于一侧肺功能障碍需增强健侧肺通气功能的患者。

　　④腹部重锤负荷法。在仰卧位腹式呼吸基础上，吸气时在腹部加以重物抵抗腹部膨隆，促进横膈膜的运动。患者仰卧位，膝盖立起，上腹部置一沙袋，沙袋的重量以能够完整做完10次腹式呼吸的负重量作为标准，也是横膈膜10次反复最大的收缩。可设置不同的标准分别锻炼呼吸肌的肌力与耐力。

　　（3）膈肌起搏。呼吸肌群是指围绕胸腔的肌肉群，主要包括肋间肌和膈肌，其收缩舒张引起胸腔负压变化，是空气进出人体的原动力，膈肌是特殊的骨骼肌，是最重要的呼吸肌。膈肌移动1 cm，贡献通气量约350 mL，占静息呼吸的75%～80%。故提高膈肌功能可以减轻气短等症状，达到改善呼吸运动、提高患者生活质量的目的。尘肺病患者多合并肺气肿、低氧血症、肺顺应性下降、营养不良等，这导致膈肌受损，甚至存在不同程度的萎缩。所以职业性尘肺病运动康复中膈肌训练尤为重要。

膈肌起搏主要指通过功能性脉冲电流刺激膈神经，从而增强膈肌节律的收缩，增加呼吸中枢驱动，增加膈肌功能性运动单位的总数。临床上利用体外膈肌起搏器（external diaphragm pacer，EDP），通过电极对膈神经进行间歇性电刺激，使膈神经支配下的膈肌有规律地自主收缩，显著增加每次吸气所吸入的气体量，提高氧气供给，并能促进肺内二氧化碳的排出。

职业性尘肺病患者多合并COPD、肺气肿，膈肌水平降低，活动幅度减少，通气量下降，造成缺氧、二氧化碳潴留等，以及呼吸肌长期处于疲劳状态，通气功能不全容易引起呼吸衰竭。体外膈肌起搏治疗可增强膈肌收缩力，改善呼吸肌疲劳状况，增加肺通气量，进而提高患者PaO_2，降低$PaCO_2$，减轻气促症状。另外体外膈肌起搏治疗还可通过提高膈肌活动度及膈肌肌力，加强咳嗽咳痰动作的强度，改善呼吸道纤毛运动功能，促进痰液的排出。

膈肌起搏（diaphragm pacing，DP）根据起搏电极安放位置不同，分为植入膈肌起搏器（implanted diaphragm pacer，IDP）和EDP。IDP是将起搏电极植入体内直接与膈神经接触实现起搏，IDP植入多为有创手术，临床未广泛应用。EDP是将起搏电极贴在胸锁乳突肌下端外缘1/3处距膈神经最表浅部位，辅助电极贴在第2肋间锁骨中线处，通过体表电极刺激膈神经，提高膈神经兴奋性，促进膈肌收缩，增加膈肌的活动幅度，进而增加胸腔容积，提高肺泡有效通气量，辅助排痰，降低肺部感染和（或）肺不张风险，防止膈肌萎缩，辅助脱机脱氧。体外膈肌起搏可作为尘肺病患者呼吸肌疲劳康复、肺功能改善的一种方法，且有结构简单、操作方便、无创伤等优点。

进行呼吸肌训练时，患者宜采取直立坐位，有研究显示卧位和半卧位会影响呼吸肌功能；此外，呼吸肌训练时的深呼吸运动会引起过度通气导致患者出现眩晕，对于不能耐受的患者则需中止训练。实施训练时先在阻力训练仪上设定负荷值，通常设定负荷值为所测得MIP的30%开始，采取"慢呼快吸"的方式进行训练，根据患者耐受性和肌肉能力，每周可增加5%的MIP作为新一周训练所需的压力负荷，增加至最大吸气压的60%～65%。随后维持此压力负荷，改为每天一次进行锻炼。训练时间以每次30个左右呼吸周期、每天2次、每周4～5天较为理想。

（四）运动训练的原则

1. 个体化原则

根据疾病的病理生理特点，患者的具体情况、康复需求及个体差异，制订个体化运动训练方案，并定期进行评估及时调整方案。

2. 循序渐进原则

患者运动训练时要有一个逐渐适应的过程，从而改善功能。所采用的负荷应略高于患者现有能力水平，患者要通过努力才能完成。运动强度和运动量要由小到大，动作和内容要求由易到难，使身体逐渐适应。随着患者的耐受和适应，以及病情好转，要不断加大负荷和难度，使功能得到更大程度的改善。

3. 持之以恒原则

运动训练不是短时间就可见效的，需要持续一定时间才能获得显著疗效，所以患者要有耐心和信心，需要长期、系统的反复锻炼，反复强化巩固，逐步积累效果。

（五）运动处方的制定

制订一个适合患者功能水平完整的运动计划，即运动处方，包括以下内容：运动频率（F）、运动强度（I）、运动时间（T）和运动类型（T），患者感兴趣能耐受的运动方式，如步行、蹬自行车、游泳等。

1. 注意事项

（1）训练前必须进行客观指标的评估，了解患者的功能状态，患者发热、感染或一般感冒时，避免剧烈运动。

（2）运动训练时要穿舒适的衣服和鞋子、运动时保证有足够的饮水量。运动前应该先活动一下四肢及各个关节，避免意外受伤。

（3）饱食后不可立即做运动，运动环境要舒适，不可过冷或过热，以方便、简单、安全、有效为前提。

（4）不适宜做剧烈运动，尤其是平时运动少者应从低强度的运动训练开始，逐渐增加运动量与运动时间，控制好运动强度。

（5）呼吸困难的患者运动前可使用支气管扩张剂。如运动中出现气短，可采取间歇性运动，患者携带氧气或者无创呼吸机进行训练。

（6）患者运动计划中断后，应从低强度重新开始。

（7）训练过程中实时监测患者的生命指征，对出现突发情况者，及时处理。出现胸痛、重度呼吸困难、强烈的疲劳感、眩晕、恶心等症状时，应中止运动。

呼吸肌训练的有效性很大程度上取决于患者的依从性。因此，建议对患者进行定期、持续的随访指导，鼓励患者记录训练进度等。患者呼吸肌训练的依从性受多方面因素影响，未来研究应探讨其可能的影响因素及有效的干预措施。

四、ADL能力训练

ADL能力是作业疗法一个主要的工作内容。日常生活活动能力训练主要根据职业性呼吸系统疾病患者的功能状况，针对性地进行自我照顾性日常生活活动能力训练，或通过代偿手段维持和改善患者的日常生活活动能力，帮助功能障碍患者重建生活能力，提高其生活质量，减轻家庭负担，增强其生活的信心。日常生活活动包括家中的移动、饮食、穿衣、个人卫生、洗澡、基本的交流等，还有家庭管理任务，如制订饮食计划，购买食材和日用品，洗衣，花园打理等。

（一）日常生活活动训练目的

（1）建立患者的自我康复意识，充分发挥其主观能动性，提高其信心，重新建立独立生活的自信。

（2）调动并挖掘其自身潜力，使其达到生活自理，降低对他人的生活依赖程度。

（3）对不能自己完成ADL的病人，通过对其ADL的评估，找出存在的主要问题及解决问题的简易方法，决定何时给予何种帮助，并训练病人学会使用各种基本的ADL辅助器具。

（4）逐渐改善患者的躯体功能（包括心肺功能、身体活动时的耐力、肌肉力量、关节活动能力等），达到通过日常生活活动进行训练的目的，以适应日后回归家庭、重返社会的需要。

（二）训练步骤

先评价患者能完成和不能完成的日常生活活动功能状况，根据患者的整体状况，进行这些活动时是否安全。再确定训练目标，最后选择训练方法。制订训练方案要有针对性，按照患者疾病特点、病程、评定结果等制订个体化康复训练计划，并根据患者功能状况变化及时调整训练方案。训练强度由小到大，时间由短到长，动作的复杂性由易到难。适时给予鼓励，增强其自信心。要持之以恒，训练时间越长，动作的熟练程度越高，效果越好。既重视局部的训练，也要重视全身功能状况的改善，还要注意患者的心理健康状态。要以保证患者安全为前提，避免因训练方法不当造成损伤或病情加重。帮助患者学会如何平衡、耐受各种日常生活活动，养成好的活动习惯。

部分训练可以由患者自行完成，有的需要在治疗师、护士或者家人的共同协助下才能完成。

（三）训练方法

1. 进食的康复训练

由于上肢或口周围肌群肌力低下，患者出现进食障碍，进食包括吞咽，拿起并把握住餐具（碗、筷子、勺等），食品及各种饮料杯、罐，将食物送到口中等。

训练时端正头、颈及身体的位置以利于吞咽动作进行；改变食品的硬度或黏稠度；借助设备来帮助维持进食的正确体位，如头中立位稍前屈、躯干直立、髋关节屈曲90°、双脚着地；将肘关节放置于较高的台面上以利于手到达嘴边，将食品送至口中；用叉、勺代替筷子；将餐具（勺）绑或夹在手指间；用双手拿杯子；利用肌腱固定式抓握（腕关节伸展时手指屈肌紧张）拿起玻璃杯或某样食品；手握力减弱或丧失者可使用多功能固定带（万能袖带）；握力减弱者可使用手柄加粗的勺、刀、叉。还可以使用适应性辅助用具或设备，如手指伸肌肌力低下者可使用加弹簧的筷子；取食过程中食物易滑落者可使用手柄呈转动式的勺、刀、叉等。

2. 穿衣服、鞋、袜的康复训练

职业性呼吸系统疾病患者，尤其是职业性尘肺病患者，因上肢和躯干部肌群肌力低下，严重者穿衣服的动作难以完成。患者应穿轻便、宽松的衣服；穿前开襟的衣服；穿前开襟上衣时不解开衣服下部的扣子，按套头衫的方式穿、脱；可以适当使用适应性辅助用具或设备，如在接近衣领处安一个环或襻，用于挂住手指或衣钩，脱衣时，将环拉起协助将衣服上提过头；用衣钩或拉襻将衣袖上提至肩部或在腋窝水平协助将袖子脱下，裤子拉到手可以抓住裤腰的地方；用尼龙搭扣替代扣子、拉链、鞋带等，避免穿高帮鞋；用长柄鞋拔。

3. 移动的康复训练

患者躯干、四肢乏力，出现移动障碍，包括床上移动（翻身，坐起）、轮椅移动及转移。患者翻身时可抓住床栏或床旁的轮椅扶手；在床尾系一根绳梯，患者抓住绳梯坐起；双上肢无力者可戴防滑手套以增加摩擦力，有助于驱动轮椅前进；根据不同部位的肌力状况，转移可采用支撑转移、滑动转移、秋千式转移或升降机转移。

4. 修饰活动的康复训练

修饰活动包括洗手和脸、拧毛巾、刷牙、梳头和化妆、刮胡子、修剪指甲等。上肢和颈部肌群肌力低下，出现修饰功能障碍。患者可以使用适应或代偿方法，如将前臂置于较高的平面上以缩短上肢移动的距离；用嘴打开盖子；用双手握住杯子、牙刷、剃须刀、梳子等；使用按压式肥皂液，也可以使用适应性辅助用具或设备，如抗重力辅助上肢支持设备（活动性前臂支持板、悬吊带）辅助患者移动上肢至头面部；多功能固定带（万能袖带）；手柄加粗的牙刷、梳子；手柄加长或成角的牙刷、梳子；带有吸盘的刷子或牙刷：固定在水池边刷手或刷假牙；安装"D"形环的头刷；在剃须刀上安装便于持握的结构；带有固定板的指甲刀。

5. 洗澡的康复训练

洗澡动作包括：进出浴盆或淋浴室；使用水龙头、肥皂、海绵、浴巾；手能够到身体的每一个部位和水龙头。

（1）可以用以下适应或代偿方法：盆底部及淋浴的地面铺上防滑垫；湿毛巾搭在椅背上，患者坐在椅上，通过背部摩擦毛巾擦洗背部；擦干背部也用同样的方法；如果手不能摸到脚，就在脚底部放一块有皂液的毛巾洗脚；将有皂液的毛巾放在膝上，将上肢放在毛巾上擦洗（用于一侧上肢损伤者）；使用按压式皂液。

（2）使用适应性辅助用具或设备：坐便椅可使患者在坐位上淋浴；用长柄的海绵刷擦背；用扶手协助患者站起；长把开关水龙头有助于患者拧开水龙头。

6. 如厕的康复训练

患者上、下坐便器，手不能接触到会阴部，不能拿住和使用卫生纸，不能穿、脱裤子等。

适应方法：上厕所前后穿、脱裤子的方法与前述相同；抓握功能差者，可将卫生纸缠绕在手上使用。

使用适应性辅助用具或设备：上肢关节活动受限、截肢或手指感觉缺失者可使用安装在坐便器上的自动冲洗器及烘干器清洁；肌力弱或协调性差者在如厕和清洁时可采用扶手保持稳定；采用可调节坐便器，如升高坐便器的高度有助于下肢关节活动受限者；夜间在床旁放置便器以免去厕所的不便；大小便失禁者可用尿裤或床垫，严重者插导尿管。

7. 家务活动的康复训练

家务活动包括做饭及清洗餐具，洗衣物，打扫卫生。

（1）做饭及清洗餐具。用海绵、湿毛巾或吸盘（用于固定碗、盘子、盆、锅、壶等）；可用手推车运送物品；坐在轮椅或椅子上做饭时，可在灶的上方安装一个有角度的镜子以使患者能够通过镜子的反射观察到灶上烹制情况。辅助清洗餐具时，可用喷雾器冲洗餐具；在水池底部垫上橡胶垫以减少餐具破损；将有吸盘的刷子固定在池边用来洗玻璃器皿。

（2）洗衣物。用手推车运送洗涤物品（衣服、床单、床罩等），可用洗衣机代替手洗，如患者能够走动，宜使用从上方投放衣物的洗衣机，以免俯身弯腰；按键式的洗衣机优于旋钮式洗衣机，必要时可进行旋钮改装；熨烫衣服时，应将一块石棉放在熨衣架上，患者能够直接将熨斗放在上面；遵循和运用能量节约的原则；洗衣时，用分装好的洗衣粉或按压式肥皂液；患者应在座位上熨烫衣服等。

（3）打扫卫生。可使用可调节式吸尘器，把手的长度及其角度均可以调节使患者坐着就能清扫较大的范围；使用长柄打扫灰尘的掸子；使用长把簸箕；使用不用手拧的拖把；在整理和打扫房间的过程中，要灵活运用能量节约技术。

（四）注意事项

（1）训练最好在真实的、有家具设备的环境中进行。

（2）ADL训练的效果会受到记忆障碍、严重的感觉性失语、定向障碍、意念性失用以及焦虑等的影响。因此，有上述问题的患者暂时不适合接受ADL训练，待症状改善后再开始进行。

（3）患者接受ADL康复训练的需求程度取决于患者的动机和对于不同独立水平的需要。因此，训练内容应与患者的需要相结合，增加患者主动参与的积极性，提高疗效。

运动康复可提高尘肺病患者的运动耐力，改善健康状况和生活质量，可作为尘肺病患者长期有效的治疗手段，值得推广。

（李颖　邓向阳　殷红）

第四节　康复整体护理

康复整体护理是康复医学和整体护理有机结合与发展过程中形成的新兴护理学科，即在整体康复过程中以患者为中心，视患者为生理、心理、社会多因素构成的开放性有机整体，在总的康复医疗计划下，为实现医疗的、教育的、社会的和职业的全面康复目标，与康复医学和其他康复专业人员共同协作，在患者本人、家属及其所在社区的共同参与下，对患者进行符合康复要求的专业护理和各种专门的功能训练，满足患者身心需要，以达到最大限度的康复并重返社会。康复整体护理以护理程序为基本思想和工作框架，实施系统、有计划和全面的护理。

一、康复护理评估

护理评估是有计划、有目的、系统地收集病人资料的动态过程。根据收集到的资料信息，对护理对象和相关事物作出大概推断，从而为护理活动提供基本依据。评估是整个护理程序的基础。同时也是护理程序中最为关键的步骤。如果估计不正确，将导致护理诊断和计划的错误以及预期目标失败。

（一）初始评估

1. 患者一般资料

（1）基本信息采集：包括年龄、性别、婚姻、职业史（包括接触导致职业性呼吸系统疾病的职业病危害因素）、既往史、家族史、过敏史、文化程度、家庭经济情况、住址、紧急联系人电话等。

（2）工作环境、所接触职业病危害因素的名称及防护措施。

（3）生活环境与生活习惯，是否吸烟嗜酒。

（4）入院方式（步行、轮椅或平车或其他），以判断呼吸困难的程度。

（5）日常生活自理（活动）能力，判断患者需要给予支持和帮助的程度，并可以动态观察康复后的效果。

2. **生理评估**

（1）患者基础生命体征。

（2）神志和精神状况。

（3）体重和营养状况。

（4）呼吸困难程度，缺氧的症状体征，呼吸形态和呼吸节律，氧疗方式。

（5）咳嗽咳痰情况，痰液的颜色、性状及量。

（6）进食方式及有无吞咽困难。

（7）皮肤状况、大小便状况、体位与睡眠等。

3. **心理评估**

（1）心理表现：有无常见心理情绪障碍，如焦虑、恐惧、抑郁、愤怒等。

（2）对疾病的认识：能否正确理解和遵医行为。

（3）对治疗康复的认识：是否有信心，顾虑的原因等。

（二）持续评估

（1）生命体征、血氧饱和度。

（2）症状体征及主要并发症：咳嗽、咳痰，胸闷、胸痛，气胸，肺心病，呼吸衰竭等。

（3）氧疗的效果。

（4）肺功能的测定。

（5）患者的睡眠情况及自我对疾病的认知程度。

（6）心理状况：有无悲观、焦虑及对住院的顾虑等。

（7）家庭支持和经济情况。

（8）辅助检查：胸部X线检查、体层摄影、计算机X射线摄影（CR）、数字化X线摄影（DR）、CT等。

（9）日常生活自理（活动）能力。

二、呼吸训练护理

（一）协助医师对患者呼吸功能进行评估

根据患者综合情况及耐受程度，制订康复计划。康复计划是动态的，需要根据患者病情变化和阶段评估情况经常进行调整、更新和修正。

（二）正确安置患者

予安静休息，取舒适体位，一般取半卧位或平卧位，保持气道通畅。保持室内空气新鲜，定时开窗通风，做好病房的清洁工作。

（三）安全有效的氧疗

应用合理的氧气吸入疗法，氧疗的原则为低流量（1～2 L/min）、低浓度（<30%），注意防火、防爆，保持鼻导管通畅、清洁。给予支气管扩张剂，选择有效抗生素控制感染，消除呼吸道刺激后实施呼吸康复训练及护理。

（四）做好病情观察

观察患者呼吸频率、节律及深浅度，监测指脉氧，测定肺功能。特别对于呼吸肌训练（膈肌起搏治疗）的患者，在康复治疗中需要注意正确操作，并密切监护患者。

（五）落实基础护理

如口腔护理、皮肤护理、管道护理等。

（六）做好患者心理疏导

（1）加强对病人及家属的心理咨询和卫生宣教，消除其恐惧心理。

（2）避免使用不利的语言，鼓励患者正确面对疾病、保持健康心理。

（3）教给患者松弛、缓解的技巧，以及如何恰当处理工厂及家庭关系。

（4）帮助病人树立信心，尽快适应环境，充分调动病人体内的自身康复能力，使病人积极配合治疗，处于接受治疗的最佳心理状态。

（七）做好患者健康教育

1. 向病人介绍呼吸道的一般知识

如呼吸道的解剖结构、呼吸肌的功能。相关疾病的病因，病理生理，症状的正确评估等；康复治疗的意义、方法和注意事项；让他们充分认识到康复训练的重要性，使其能够逐渐配合医护人员的工作，提高康复训练的依从性。

2. 预防感冒

患者机体抵抗力下降，易患感冒，继发细菌感染后会使支气管炎症状加重。应格外注意气候的变化，增减衣物。锻炼耐寒能力从夏季开始，坚持全年用冷水洗脸，按摩鼻、面、颈部，促进血液循环，增强体质，预防感冒。

3. 营养调护

由于患者大多脾胃运动功能失常，因此应选择健脾开胃，有营养易吸收的饮食，如瘦肉、鸡蛋、牛奶、豆浆、豆腐、白木耳、香蕉、荸荠等高蛋白、富含维生素和微量元素的食物，多食新鲜蔬菜和水果。坚持服用冬虫夏草、人参、蛤蚧、核桃仁、党参、薏米、扁豆、茯苓、山药等有补益肺脾、止咳定喘之功的药材和食物制成的药膳。特别强调职业性呼吸系统疾病患者必须戒烟酒。吸烟对人体呼吸系统的危害最早、最严重，而患者吸烟危害就更大，它能加重病人的症状，增加各种并发症。同时应避免饮用酒、咖啡、浓茶等刺激性饮料。

4. 家庭氧疗

正确的家庭氧疗可有效改善患者的症状，延缓肺功能下降，提高生存率。职业性呼吸系统疾病患者合并静息或劳力后中度氧饱和度下降，可根据患者个体情况制订个性化家庭氧疗方案，给予补充氧疗是家庭肺康复的主要方式之一。

5. 指导患者及家属自我放松方法

（1）落实患者及家属对腹式呼吸、缩唇式呼吸、呼吸操等的掌握程度。训练患者放松，正确处理呼吸急促，不断改善呼吸功能。

（2）前倾倚靠位：患者坐于桌前或床前，桌上或床上置折叠的被子或软枕，患者两臂置于被下或枕下，固定肩带并放松肩带肌群，头靠于被或枕上放松颈肌。前倾位还可降低腹肌张力，使腹肌在吸气时容易隆起，有助于腹式呼吸模式建立。

（3）椅后倚靠位：患者坐在柔软舒适有扶手的椅子或沙发上，头稍后靠于椅背或沙发背上，完全放松5～15 min。

（4）前倾站位：两手支撑于体前桌上，身体前倾站立，此体位不仅起到放松肩部和腹部肌群的作用，还有利于训练腹式呼吸。

（5）加强康复锻炼，增强体质：根据实际情况，在最大呼吸耐受水平上选择连续步行或慢跑、户外行走、打太极拳、练气功等。坚持练习腹式呼吸、缩唇式呼吸和全身呼吸操。

三、排痰训练护理

（一）做好基础护理，加强病情观察

1. 吸氧

持续低流量吸氧（1～2 L/min），吸氧时间根据患者的血气分析及缺氧改善情况而定，吸氧装置应注意清洁消毒，使用一次性吸氧管。长期低流量吸氧可提高患者生活质量，提高患者的生存率。在氧气使用过程中应防止火灾及爆炸。

2. 雾化吸入

当患者痰液黏稠不易咳出时，应给予雾化吸入，化痰、解痉、抗感染，保持呼吸道通畅；遵医嘱准确及时地使用抗纤维化、抗生素、祛痰药及支气管舒张剂等药物。

3. 密切观察患者的神志、生命体征、咳嗽及咳痰情况

注意痰液的量、色、性状等，必要时监测血气分析。当患者出现表情淡漠、神志恍惚、头痛、多语、性格行为异常等，血气分析示$PaO_2 < 60$ mmHg（1 mmHg=0.133 kPa）、$PaCO_2 > 50$ mmHg时，多提示呼吸衰竭合并肺性脑病，应立即配合医生进行抢救。

4. 排痰训练操作时注意观察患者的反应

操作后协助做好口腔护理，祛除痰液，询问患者的感受，观察痰液的情况，复查生命体征、肺部呼吸音及啰音变化，做好相关记录。

（二）加强营养，做好饮食护理

1. 增加优质蛋白质摄入

如鱼类、蛋类，并可适当进食动物的肺脏、肾脏。

2. 增加维生素的摄入

包括：a.维生素A能维持上皮细胞组织，特别是呼吸道上皮组织的健康，对减轻咳嗽症状有一定的益处。天然维生素A只存在于动物性食品如动物肝

脏、蛋类、奶油和鱼肝油中；植物所含的胡萝卜素进入人体，可在肝中转变为维生素A。此外，咸带鱼、鲫鱼、白鲢、鳝鱼、鱿鱼、蛤蜊、牛奶等也含丰富的维生素A。b.维生素C具有抗氧化作用，其主要存在于新鲜的水果和蔬菜里。如新鲜的大枣、柑橘、橙子、草莓、猕猴桃、酸枣、沙棘、辣椒、番茄、菠菜、菜花等。

（三）做好患者健康教育，加强自我监测

（1）告知患者疾病相关知识，注意保暖，多饮水。

（2）指导深呼吸及有效咳嗽的方法及意义，鼓励患者主动咳嗽。

（3）指导患者正确留取痰标本：a.一般以清晨第一口痰为宜，采集时应先漱口，然后用力咳出气管深处痰液，盛于清洁容器内送检。b.细菌培养，需用无菌容器并及时送检。c.做浓集结核杆菌检查时，须留12～24 h痰液送检。

（4）完善检验/检查前宣教，如通知禁食水，告知检查/检验目的、时间、地点及注意事项等。

（5）做好自我监测与调护：a.监测痰液的颜色和量，患者由于呼吸系统的清除能力下降导致分泌物增加。多为稀薄灰色痰，痰量不多，痰液颜色及量的改变提示有感染或并发症的发生。b.监测胸痛的部位及性质，如尘肺病患者大多伴有胸痛，若胸痛突然加剧和呼吸困难，提示自发性气胸。c.掌握缓解病情的方法，如有效咳嗽、咳痰方法等。

（四）康复指导

（1）指导患者进行深呼吸和有效咳嗽。取坐位，协助患者先进行几次深而慢的呼吸后尽量深吸气、屏气，继而缩唇缓慢地将气体呼出；再深吸一口气、屏气，身体稍前倾，自胸腔进行2～3次短促有力的咳嗽，咳痰后进行放松性深呼吸。

（2）检验患者及家属是否知晓深呼吸及有效咳痰的方法及意义。

（五）心理护理

患者由于反复住院，咳嗽、喘息、胸闷严重，致使不能正常生活以及工作，导致精神、体力均处于持续紧张状态，因此，训练患者放松是康复内容之一。通过心理护理缓解患者的紧张情绪和减轻其心理负担，使其积极配合治疗。

四、运动训练护理

（一）康复护理必须遵循运动训练的原则

1. 个体化原则

在康复护理计划制订过程中，需要充分考虑个体差异，结合患者病情的具体情况和个体康复的特殊需求，制订个体化运动训练方案，并根据治疗进度及功能恢复情况及时调整方案。

2. 整体化原则

人体是多器官、多组织、多系统组成和协调的整体，在护理过程中，必须在对病情进行全面评估的基础上制订康复计划和方案，要防止运动过分集中在某一部位，以免产生疲劳，既要重点突出，又要注重与全身运动相结合，全面锻炼。

3. 循序渐进原则

运动训练的目的在于提高患者的运动适应能力，所采用的负荷应略高于患者现有能力水平，使患者通过努力才能完成。为使锻炼既有效又安全，必须做到以下两点：一是采用的运动强度和运动量要循序渐进，由低强度向高强度过渡，动作和内容要求要由易到难，使身体逐渐适应；二是随着病情好转，也要不断加大负荷和难度，对患者提出更高要求，以增强其适应能力，使功能得到更大程度的改善。

4. 持之以恒原则

运动训练需要持续一定的时间才能获得显著疗效，并能维持一段时间，因为停止训练后效应将逐步消退，所以运动训练需要长期性、系统性，掌握操作内容，反复强化巩固，通过长期训练，逐步积累效果。

（二）运动训练的禁忌证

患者康复运动训练的绝大多数禁忌证都与患者的心血管疾患相关。

1. 绝对禁忌证

心肌缺血、心肌梗死等近期急性冠脉事件（2 d内），不稳定型心绞痛，失代偿期的心力衰竭，未控制的心律失常，严重肺动脉高压（平均肺动脉压＞55 mmHg），急性肺梗死，严重的症状性主动脉狭窄，未处理的主动脉夹层，马方综合征，急性心肌炎、心包炎、心内膜炎，脓毒血症等。

2. 相对禁忌证

冠脉轻中度狭窄、轻中度狭窄的瓣膜病、电解质紊乱、心动过速、心动过缓、肥厚型心肌病、重度房室传导阻滞、室壁瘤、未控制的高血压、植入起搏器或除颤仪的个体、未控制的代谢性疾病（糖尿病、甲亢、甲减）、严重的神经肌肉疾病及骨关节疾病、慢性感染性疾病（单核细胞增多症、肝炎）、咯血、活动性肺结核、巨型肺大疱等。

（三）运动训练过程中注意事项

有效实时监测患者的生命指征，对出现突发情况者，能够及时作出正确处理。

1. 运动终止指征和紧急处理

职业性呼吸系统疾病患者肺康复运动终止指征：

（1）心前区不适。

（2）随着运动强度增加，收缩压下降>10 mmHg。

（3）收缩压≥220 mmHg 或舒张压>115 mmHg。

（4）极度气促、喘憋、肌肉抽搐、跛行。

（5）血液灌注不足的表现，如意识不清、头晕眼花、脸色苍白、口唇发绀、运动失协调、恶心、皮肤湿冷。

（6）随着运动强度增加，心率未相应提高。

（7）ST段改变>2 mm 或严重的心律失常。

（8）身体或言语表现出严重疲劳。

（9）受试者要求停止。

2. 处理方法

（1）立即让患者停止运动训练，取合适的体位休息，保持气道通畅，鼓励患者放松。

（2）监测患者的生命体征，包括意识、呼吸、脉搏、心率、血压、血氧饱和度，可考虑心电图、血气分析等检查。

（3）根据监测结果，予以吸氧或使用支气管扩张剂等药物改善患者肺通气，如果出现恶性心律失常等情况时，须立即予以电除颤，改善大脑等重要脏器血流灌注。

（4）尽可能快速地给予高级生命支持，并请相关科室协助处理。

（四）运动训练需要持续

患者运动康复不管在住院部、门诊还是在家庭环境中进行，运动疗法都是有效的。运动训练一般可在门诊进行，而那些严重功能损害的患者，住院康复则是必要的。不能进行住院运动康复的患者可在家庭或社区进行运动疗法，能维持疗效一段时间，使运动耐力增加。不论运动训练是在医院还是社区，运动训练前需进行客观指标的评估，有效了解患者的功能状态。

（五）做好患者健康教育，加强自我监测

1. 告知患者运动训练相关知识

运动康复期间，注意适当休息，多饮水，清淡低盐饮食，注意保暖，防止过累，可听音乐调节情绪，消除疲劳，从而使康复训练最优化。

2. 保证充足的休息与睡眠

活动应循序渐进，从卧床休息—坐起—床边活动—室外活动逐步进行；睡前不喝咖啡、浓茶，睡前热水泡脚，喝热牛奶以促进睡眠，保证每晚有效睡眠时间达6～8 h。

（六）出院后继续有氧训练

根据实际情况，在最大呼吸耐受水平上选择连续步行或慢跑、户外行走、打太极拳、练气功等。

1. 下肢训练

下肢训练可明显增加尘肺病患者的活动耐量，减轻呼吸困难症状，改善精神状态。通常采用有氧训练方法如步行，爬斜坡，上、下楼梯及慢跑步等。运动量由慢至快，由小至大逐渐增加，以身体耐受情况为度。运动后不应出现明显气短、气促或剧烈咳嗽，每天至少2次。有运动诱发哮喘的患者可以在监护条件下，进行小强度的训练，让患者逐步适应运动刺激。

2. 上肢训练

即提重物练习，患者手持重物，开始0.5 kg，以后渐增至2～3 kg，做高于肩部的各个方向活动，每次活动1～2 min，休息2～3 min，每天2次，监测以出现轻微的呼吸急促及上臂疲劳为度。

（章一华）

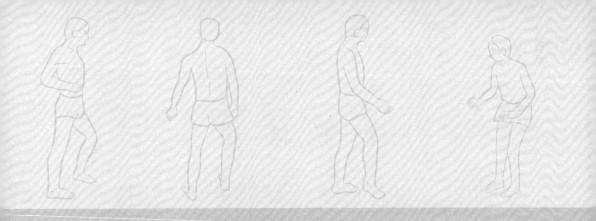

第三章
职业性周围神经病
运动康复

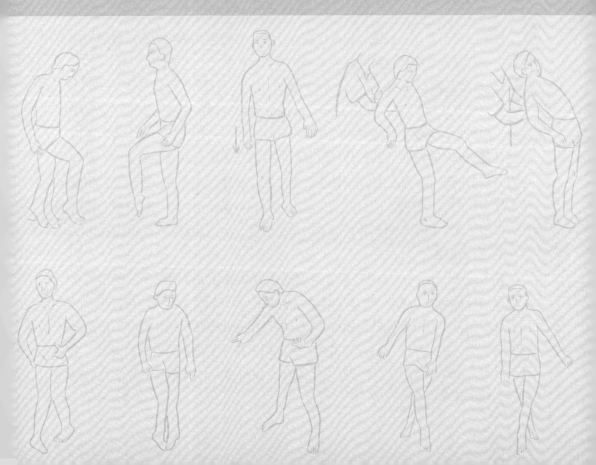

第一节 概 述

周围神经病（peripheral neuropathy）是指周围运动、感觉及自主神经的结构和功能障碍所致的一类疾病，主要表现为四肢麻木、腱反射减弱、肌张力低下、肌肉萎缩、共济失调、视力下降等。

职业性周围神经病通常指由职业性慢性化学物中毒所致的周围神经病，是劳动者在职业活动中长期密切接触化学毒物所致以周围神经病为主的疾病，属于我国法定的职业病。常见化学毒物包括金属及类金属（如铅、铊、砷等）、溶剂（如正己烷、汽油、二硫化碳、甲基正丁基甲酮、溴丙烷、氯丙烯等）和其他因素（如丙烯酰胺、环氧乙烷等）。本章节主要阐述职业性慢性化学物中毒性周围神经病。

一、病因

根据病理研究和神经电生理改变特点，职业性慢性化学物中毒所致周围神经病主要分为轴索病和髓鞘病两种类型。

1. 轴索变性

为中毒常见的病变，其中以中枢-周围性远端型轴索病最为常见，原发于轴索，髓鞘相对完整，神经元多无明显损伤。正常时神经细胞胞质合成的蛋白质及其他营养物质随轴浆流沿神经微管的胞质通道不断运输到轴索末梢。毒物可阻断离心的轴浆运输，致远端轴索发生肿胀、变性，主要有以下途径：抑制轴索能量代谢酶，如砷、丙烯酰胺；损害轴突的骨架结构，如丙烯酰胺、正己烷、二硫化碳、铅等；引起轴浆离子内稳态失衡，如丙烯酰胺等。

2. 髓鞘损害

相对少见。正常情况下，施万细胞的蛋白质结合于含阴离子的髓鞘类脂上，毒物可抑制施万细胞蛋白质的合成，并阻断其与髓鞘类脂的结合，导致阶段性脱髓鞘，引起脱髓鞘性周围神经病。施万细胞受损还可以使同一节段的髓鞘发生变性，常见于郎飞结旁髓鞘袢收缩，而后整个节段髓鞘脱失，甚至继发轴索变性。其病理特点为神经近端、远端不规则的、长短不等的节段性脱髓鞘。如铅中毒等。

职业性慢性化学物中毒所致周围神经病的病理改变与其他原因所致周围神经病的病理改变相比并无特异性。临床实践中，单纯"脱髓鞘"或"轴索变性"极为少见，多数以一种类型为主，同时伴有另一种类型损害。在任何职业性周围神经病病例中，随着病情的进展均有可能同时存在轴索变性及脱髓鞘改变的病理过程，轴索损害可产生继发性脱髓鞘，严重的脱髓鞘病变经常导致轴索的继发性变性。

二、临床表现

职业性慢性化学物中毒所致周围神经病临床上多表现为慢性中毒，起病隐匿，缓慢渐进性加重，进展过程取决于接触毒物的种类、时间、浓度等。早期多以肌肉无力、浅感觉障碍为主要表现。

职业性慢性化学物中毒所致周围神经病的临床、毒理学研究显示，多发性周围神经病为其主要临床类型，运动和感觉神经同时受累，可因化学物不同而有所侧重。主要表现如下。

1. 感觉障碍

大多数职业性慢性化学物中毒导致多发性神经病运动和感觉神经同时受累，以感觉障碍为首发症状，感觉障碍重于运动障碍，也有运动障碍重于感觉障碍的情形。周围神经病的感觉障碍主要指浅感觉障碍和深感觉障碍，可同时受累，但不同的毒物对神经的损害具有一定选择性，因此临床表现各具特征。常表现为四肢远端麻木、疼痛、感觉异常，继而出现四肢远端痛、触觉、音叉振动觉减退或消失，呈典型的手套、袜套样分布，逐渐向近端发展。亦有表现为痛觉过敏者，呈刺痛、烧灼痛、刀割样、触电样疼痛，累及神经根时，可出现自发性放射样疼痛，牵引神经根后加重。深感觉明显障碍可出现感觉性共济失调。

2. 运动障碍

主要为不同程度的下运动神经元瘫痪，通常表现为四肢远端肌力下降，逐渐向近端发展，步行不能走远，跑步登楼困难，下坡下楼易跌倒，双手不能持重，精细动作受影响。甚至出现肌肉萎缩、垂足、垂腕等。

3. 自主神经功能异常

常表现为多汗或无汗、手掌足底湿冷、体位性低血压、心悸等，这些都是职业性慢性化学物中毒所致周围神经病的常见症状。

4. 腱反射改变

腱反射减退或消失，以跟腱反射减退明显，是职业性慢性化学物中毒所致周围神经病变的重要特征，但在病变早期腱反射可无明显减退，随病程的发展而逐步加重，恢复缓慢。

5. 脑神经损伤

职业性慢性化学物中毒所致多发性周围神经病可伴有脑神经损害，诊断时应主要以客观检查为主。

三、诊断与治疗

（一）诊断

参照现行的《职业性慢性化学物中毒性周围神经病的诊断》（GBZ/T 247—2013）、《职业性急性化学物中毒性神经系统疾病诊断标准》（GBZ 76—2002）、《职业性急性化学物中毒的诊断 总则》（GBZ 71—2013）、《职业性慢性正己烷中毒诊断标准》（GBZ 84—2017）等职业病诊断标准。

1. 诊断原则

根据长期接触神经毒物的职业史，出现以周围神经病为主的临床表现，结合神经-肌电图检查结果及现场职业卫生学调查资料，综合分析，须排除其他原因所致类似疾病后，方可诊断。

2. 诊断分级

（1）轻度周围神经病：长期密切接触神经毒物后，出现四肢远端为主的肌肉无力，肢体麻木或烧灼样、蚁走样、切割样等感觉异常，可伴有四肢湿冷、无汗或多汗等，并出现以下情况之一者：a.四肢对称性手套、袜套样分布的感觉减退或过敏，同时伴有振动觉障碍或跟腱反射减弱；b.四肢受累肌肉肌力减退至4级；c.神经-肌电图检查提示轻度周围神经损害。

（2）中度周围神经病：在轻度中毒基础上，具有下列之一者：a.跟腱反射消失或深感觉明显障碍伴感觉性共济失调；b.四肢受累肌肉肌力减退至3级，可伴有肌肉萎缩；c.定位明确的脑神经损害；d.神经-肌电图检查提示周围神经损害明显，如神经传导速度中度减慢或感觉和运动动作电位波幅中度降低。

（3）重度周围神经病：在中度中毒的基础上，具有下列情况之一者：

a. 四肢受累肌肉肌力减退至2级及以下；b. 神经-肌电图检查提示周围神经损害严重，如神经传导速度重度减慢或感觉和运动动作电位波幅重度降低。

（二）治疗

1. 脱离中毒环境

诊断一旦明确，应及时脱离接触作业，防止毒物继续吸收。

2. 病因治疗

采取措施排出易吸收的毒物，根据化学毒物的特点，可应用络合剂、特效解毒剂治疗。

3. 对症支持治疗

保证患者有足够营养，根据需要给予B族维生素、含硫氨基酸、神经生长因子等促进神经修复、再生，还可以应用活血化瘀、通络补肾的中药，辅以针灸等中医治疗。

4. 配合四肢运动功能锻炼及康复理疗

神经康复治疗可加快受损神经功能的恢复和重建，消除或减轻周围神经受损后导致的功能障碍，提高患者的生活质量，有助于患者回归家庭和社会。

四、常见职业性化学中毒所致周围神经病

（一）铅中毒性周围神经病

1. 病因

职业性慢性铅中毒可引起周围神经病，是由于接触铅烟或铅尘所致，主要经呼吸道吸入，部分沉积在肺中，吸收入血。职业接触主要发生在：铅矿的开采、烧结和精炼，含铅金属和合金的熔炼，制造蓄电池极板、PVC塑料制品的填充剂、含铅颜料、油漆、陶瓷和陶器、玻璃以及汽油添加剂。慢性铅中毒通常呈隐匿发展过程，以神经、消化和造血系统损害为主，其中神经系统是对铅毒性作用最敏感、最主要的系统。中枢神经系统及周围神经系统均可受累，其周围神经损害的病理改变主要以脱髓鞘、轴索损害为主，神经-肌电图检查示部分肌肉可出现神经源性损害，最为显著的是神经传导速度（NCV）的改变，表现为NCV明显减慢、波幅下降。

2. 临床症状

铅对周围神经的损害，以运动功能受累显著，临床主要表现为不对称的肌力减退，主要为伸肌无力，重者导致肌肉麻痹，亦称"铅麻痹"，受累的往往是活动最多的肌肉，如前臂（腿）伸肌和指（趾）肌肉，桡神经支配的手指和手腕伸肌无力，使腕下垂，出现"垂腕"。腓神经支配的腓骨肌、伸趾总肌无力，使得足下垂，出现"垂足"。随着劳动条件改善，现今"铅麻痹"已很难见到，常见的临床症状多表现为乏力、四肢麻木、四肢末梢手套、袜套样浅感觉障碍等。接触强度较大者可发生中毒性脑病，表现为反应迟钝、注意力不集中、抑郁、孤僻、易激动、定向力减退等，严重者可出现剧烈头痛、恶心、呕吐、视物模糊、烦躁、谵妄、昏迷、癫痫样抽搐等。

除神经系统症状外，铅中毒还表现为消化、造血系统的损害。长期接触高浓度铅还可出现肾损害，导致慢性肾功能不全。

3. 诊断及治疗

（1）诊断：参照现行《职业性慢性化学物中毒性周围神经病的诊断》（GBZ/T 247—2013）。

诊断原则：根据确切的职业性铅接触史，以神经、消化、造血系统损害为主的临床表现和相关实验室检查结果为主要依据，结合现场职业卫生学调查资料，进行综合分析，排除其他原因引起的类似疾病后，方可诊断。

（2）治疗：一经诊断，应立即脱离铅及其化合物的接触，并进行驱铅治疗。如注射依地酸钙钠、二巯丁二酸钠或口服二巯丁二酸等，一般3～4 d为一疗程，两疗程间隔停药3～4 d。剂量和疗程应根据患者具体情况结合药物的品种、剂量而定，轻度铅中毒治疗建议一般不超过3～5个疗程。其余对症支持治疗参考《职业性慢性化学物中毒性周围神经病的诊断》（GBZ/T 247—2013）。

（二）砷中毒性周围神经病

1. 病因

生产过程中长期接触砷烟雾、蒸气和粉尘易引起周围神经病，起病隐匿，呈渐进性发展。目前主要的工业用途及职业暴露有：砷矿冶炼与其他金属制造合金以及制造农药（杀虫剂、除草剂）、木材防腐剂、除锈剂、含砷颜料工业染色原料等。与职业卫生有关的砷的主要化学形式包括单质砷、无机化合物三氧化二砷（As_2O_3）、亚砷酸铜（$CuHAsO_3$）、亚砷酸钠（$NaAsO_2$）、砷酸铅［$Pb_3(AsO_4)_2$］、五氧化二砷（As_2O_5）和砷气体（AsH_3）。

2. 临床表现

职业性砷中毒性周围神经病临床表现为四肢远端手套、袜套样的感觉减退，运动觉和位置觉明显受累，随后出现肌肉无力，双下肢进行性、完全性、弛缓性瘫痪，肌肉萎缩，腱反射常消失。神经病变渐进性进展，通常不能完全恢复。其他系统症状包括中毒性肝病引起的胃肠道症状、皮肤色素沉着、过度角化和指甲改变、贫血，甚至肿瘤，如肺癌、膀胱癌、皮肤癌等。

3. 诊断及治疗

（1）诊断：参照《职业性砷中毒的诊断》（GBZ 83—2013）、《职业性慢性化学物中毒性周围神经病的诊断》（GBZ/T 247—2013）。

诊断原则：确切的砷职业性接触史，出现以皮肤、肝脏、神经系统损害为主的临床表现和尿砷、发砷升高等实验室检查结果，结合现场职业卫生学调查资料，进行综合分析，排除其他原因引起的类似疾病后，方可诊断。

砷中毒对慢性神经系统的损害最小接触时间为6个月，最大潜伏期可达3年。慢性砷中毒性周围神经病变的诊断分级参考《职业性慢性化学物中毒性周围神经病的诊断》（GBZ/T 247—2013）。

（2）治疗：一经诊断，及时脱离砷及其化合物的接触，给予巯基络合剂如二巯丙磺钠驱砷治疗。其余对症支持治疗参考《职业性慢性化学物中毒性周围神经病的诊断》（GBZ/T 247—2013）。

（三）二硫化碳中毒性周围神经病

1. 病因

职业性二硫化碳（CS_2）中毒主要经呼吸道进入人体，也可经皮肤吸收，由于其低沸点和优良的脂溶性，二硫化碳被呼吸道和皮肤迅速有效地吸收，因此很易从血液中消失。职业接触主要发生在生产黏胶纤维、玻璃纸和橡胶硫化等行业，此外也发生在矿石浮选，制造四氯化碳、防水胶，谷物熏蒸，精制石蜡、石油，实验室色谱分析以及作为溶剂用于溶解脂肪、清漆、树脂等。在这些作业中都有机会接触二硫化碳，导致急、慢性中毒。长时间、低浓度职业接触二硫化碳，主要作用于周围神经，以周围神经轴索损害为主，可伴脱髓鞘病变。

2. 临床表现

密切接触二硫化碳1年及以上后，可出现明显的周围神经病症状和体征，出现四肢远端对称性手套、袜套样分布的痛觉、触觉障碍或音叉振动觉减退，可达肘、膝以上水平，同时伴有跟腱反射减弱或消失或深感觉明显障碍伴感觉性共济失调，四肢受累肌肉肌力减退，可伴有四肢远端肌肉萎缩。早期可出现类神经症表现，如头痛、头晕、乏力、失眠多梦、易激惹、记忆力减退或四肢无力、麻木、疼痛等症状，可伴有自主神经功能紊乱表现，如心悸、多汗等。病情继续进展，上述症状加重，可并发中毒性脑病、中毒性精神障碍。

3. 诊断及治疗

（1）诊断：参照现行《职业性二硫化碳中毒诊断标准》（GBZ 4—2002）、《职业性慢性化学物中毒性周围神经病的诊断》（GBZ/T 247—2013）。

①诊断原则：根据密切接触二硫化碳1年及以上的职业史，出现多发性周围神经损害和中枢神经系统损害为主的临床表现，结合神经-肌电图检查结果及工作场所职业卫生学调查资料，综合分析，排除其他病因引起的类似疾病后，方可诊断。

②诊断分级：a. 轻度中毒；b. 中度中毒；c. 重度中毒。

（2）治疗：CS_2中毒无特殊解毒治疗，诊断一经确立，即应脱离CS_2接触，类神经症者，可用镇静催眠剂；其余对症支持治疗参考《职业性慢性化学物中毒性周围神经病的诊断》（GBZ/T 247—2013）。

（四）正己烷中毒性周围神经病

1. 病因

正己烷主要以蒸气形式存在于作业环境，具有高挥发性、高脂溶性和蓄积作用，职业性正己烷中毒主要以呼吸道吸入或皮肤吸收进入人体，长期过量接触可致慢性中毒。职业接触主要发生在用作印刷、五金、电子等行业的除污清洁剂，皮革鞋业、箱包业的黏合剂，油漆行业的稀释剂，食品制造业的粗油浸出，日用化学品制造业的花香溶剂萃取，塑料制造业的丙烯溶剂回收等。也可作为汽油添加剂以提高其辛烷值。此外，在石油馏分、炼气、天然气分离时亦可接触正己烷。

2. 临床表现

职业性慢性正己烷中毒表现为多发性周围神经病，主要影响下肢，以起病隐匿和进展缓慢为特征，以四肢远端为重的双侧对称性感觉异常或感觉障碍、下运动神经元性运动障碍，运动功能障碍比感觉功能障碍更明显，出现肢体远端麻木、疼痛，下肢沉重感，可伴有手足发凉多汗、食欲减退、体重减轻、头昏、头痛等，肢体远端出现对称性分布的痛觉、触觉或振动觉障碍，同时伴有跟腱反射减弱或消失，下肢肌力下降，可出现四肢远端肌肉明显萎缩，并影响运动功能。前臂肌群萎缩时可有垂腕和爪状手，小腿肌群萎缩可致垂足，呈鸭步步态，生活难自理，重者肢体瘫痪。

3. **诊断和治疗**

（1）诊断：参照现行《职业性慢性正己烷中毒的诊断》（GBZ 84—2017）、《职业性慢性化学物中毒性周围神经病的诊断》（GBZ/T 247—2013）。

①诊断原则：根据较长时间接触正己烷的职业史，出现以多发性周围神经损害为主的临床表现，结合神经-肌电图检查结果及工作场所职业卫生学资料，综合分析，排除其他原因所致类似疾病，方可诊断。

②诊断分级：a. 轻度中毒；b. 中度中毒；c. 重度中毒。

（2）治疗：目前尚无特效解毒剂，应使用综合疗法，包括脱离接触，保证患者有足够营养等；其余对症支持治疗参考《职业性慢性化学物中毒性周围神经病的诊断》（GBZ/T 247—2013）。

（五）丙烯酰胺中毒性周围神经病

1. 病因

丙烯酰胺是生产工业黏合剂的主要原料，有晶体和水溶液两种形态，工业生产中主要使用丙烯酰胺水溶液。在污水处理、石油开采、造纸、纺织、印染等行业及生产聚丙烯酰胺、合成丙烯酰胺、N，N-亚甲基双丙烯酰胺、N-羟甲基丙烯酰胺等工艺过程中均可能发生中毒。丙烯酰胺可通过皮肤、黏膜、呼吸道、消化道吸收，经皮肤吸收是职业性丙烯酰胺中毒的主要途径。

2. 临床表现

丙烯酰胺慢性中毒以周围神经损害为主，多于接触丙烯酰胺数月、数年后发病，如有皮肤接触，发病潜伏期可大为缩短。主要表现为四肢末端对称性感觉异常和运动障碍，局部皮肤出现多汗、湿冷、脱皮、红斑或肢端麻木、刺痛、下肢乏力等症状，神经系统检查可见四肢对称性手套、袜套样分布的痛觉、触觉障碍，肢体远端音叉振动觉减退，严重时可达肘、膝以上，伴跟腱反射减弱或消失，深感觉明显障碍伴感觉性共济失调，主要表现为闭目站立困难即龙贝格征（＋）。患者可出现肢体肌力减退，甚至四肢远端明显肌肉萎缩，影响行动能力。

3. 诊断和治疗

（1）诊断：参照现行《职业性丙烯酰胺中毒的诊断》（GBZ 50—2015）、《职业性慢性化学物中毒性周围神经病的诊断》（GBZ/T 247—2013）。

①诊断原则：根据长期接触丙烯酰胺的职业史，出现多发性周围神经损害的症状、体征及神经-肌电图改变，结合工作场所职业卫生学调查，排除其他病因引起的周围神经疾病后，方可诊断。

②诊断分级：a.轻度中毒；b.中度中毒；c.重度中毒。

（2）治疗：丙烯酰胺中毒无特效解毒剂，一经诊断，应迅速脱离接触环境，主要对症支持治疗参考《职业性慢性化学物中毒性周围神经病的诊断》（GBZ/T 247—2013）。

（何蔡为、李珏）

第二节　运动康复评定

一、运动功能评定

职业性周围神经病可以表现为运动功能障碍，如弛缓性瘫痪、肌张力降低、肌肉萎缩以及对应肢体的活动受限等。针对职业性周围神经病的运动功能障碍，可以从以下几个方面进行评估：肌力、肌张力、关节活动范围、腱反射及有无肌肉萎缩以及患肢周径变化等。

（一）肌力评定

肌力是指肌肉收缩的力量。肌力测定是指受试者主动运动时，测定其肌肉或肌群的力量，评定肌肉的功能状态。肌力评定对肌肉骨骼系统、神经系统病损以及周围神经疾病的功能评定有着重要的意义。神经完全损伤后，肌肉的肌力完全消失，但在运动神经不完全损伤的情况下，多表现为肌力减退。神经恢复后，肌力可逐渐恢复。

常用的肌力测定方法有徒手肌力测定和器械肌力检查（包括握力计、捏力计、张力计、拉力计等）。

1. 徒手肌力测定

（1）适应证：中枢及周围性神经病变（如脑出血、脑梗死、脊髓损伤及周围神经损伤等）；各种原因导致的肌病（如肌炎、肌营养不良、重症肌无力等）；骨关节疾病等任何可能导致肢体肌肉肌力降低的疾病。

（2）禁忌证：严重疼痛、关节活动极度受限、严重的关节积液或滑膜炎、软组织损伤后刚刚愈合、骨折愈合不良、骨关节不稳定、骨关节肿瘤、关节急性扭伤或拉伤等为绝对禁忌证；疼痛、关节活动受限、亚急性或慢性扭伤或拉伤、心血管疾病为相对禁忌证。

（3）用物准备：检查床、检查台及座椅。

（4）操作流程：根据拟测试的肌肉选择适当的准备姿势，一般是先将关节的近端肢体固定在坚固的平面上，让患者收缩待测肌肉，使远端肢体在垂直面上做由下向上的运动，检查者在肢体远端给予一定阻力，嘱患者尽力收缩拟测试肌肉做全关节活动范围的运动，根据远端肢体能对抗阻力的大小来进行肌力评定。在测试肌力3级以下的肌肉时，可使肢体旋转90°，将远端肢体悬吊或放在光滑平板上以降低摩擦力，嘱患者尽力收缩拟测试肌肉，检查者通过触摸肌腹肌腱收缩感觉、观察关节运动幅度及能否对抗肢体重力做全关节活动范围的运动，以进行肌力评定。

（5）注意事项：

①如为单侧肢体病变，先检查健侧肢体同名肌的肌力，以便与患侧比较。

②当某一动作主动肌肌力减弱时，协同肌可能取代该主动肌而引起代偿运动。避免代偿动作的方法是：被检肌肉或肌群应放在正确的位置，检查者的固定方法要得当，触摸被测试肌肉以确保被测试动作精确完成而没有代偿运动。

③正常肌力受年龄、性别、身体形态及职业的影响而存在个体差异。因此，在进行3级以上肌力检查时，给予阻力的大小要根据被检者个体情况来决定。

④重复检查同一块肌肉的最大收缩力时，前后检查以间隔2 min为宜。

⑤检查者的位置，应尽量靠近被检者，便于固定、实施手法，但以不妨碍运动为宜。

⑥检查不同肌肉时需采取相应的检查体位。但为了方便患者，检查者应在完成一种体位时的所有肌力检查内容后，再令患者变换体位，即应根据体位来安排检查的顺序。

⑦选择适合的测试时机，疲劳时、运动后或饱餐后不宜进行。

⑧施加阻力时，要注意阻力的方向与被测肌肉或肌群收缩产生的牵拉力方向相反；施加的阻力点应在肌肉附着段的远端部位。当肌力达4级以上时，给予的阻力须连续施加。

2. **器械肌力检查**

在肌力较强（超过3级）时，为了进一步做较准确的定量评定，可用专门的器械进行测试，根据肌肉不同的收缩方式可分为等长肌力评定、等张肌力评定及等速肌力评定。

（1）等长肌力评定是在标准姿势下用测力器测定一块肌肉或者肌群的等长收缩肌力。

①握力测试：测试姿势为上肢在体侧下垂，将把手调至适当宽度，用力握2～3次，取最大值。以握力指数评定。握力指数＝握力（kg）/体重（kg）×100。握力指数正常值：>50。

②捏力测试：用握力计或捏力计测试，拇指与其他手指相对捏压握力计或捏力计，该测试反映拇指对掌肌肌力及屈曲肌肌力，正常值约为握力的30%。

③背拉力测试：用拉力计测试。测试时两膝伸直，将把手调至膝盖高度，两手抓住把手，然后伸腰用力上拉把手。进行背拉力测试时，腰椎应力大幅度增加，易引起腰痛发作或加重，故不适用于腰痛患者及老年人。以拉力指数评定。

拉力指数＝拉力（kg）/体重（kg）×100。拉力指数正常值男性为105～200，女性为100～150。

④四肢各组肌群的肌力测试：在标准姿势下通过钢丝绳与滑车装置牵拉固定的测力计，可测试四肢各组肌群（如腕、肩、踝的屈伸肌群及肩外展肌群）的肌力。

（2）等张肌力评定：是指测定肌肉克服阻力收缩做功的能力。测试时，被测肌肉进行等张收缩，做关节全范围活动，所克服的阻力不变。做1次运动的最大阻力称为该运动关节的最大负荷量（1 repetition maximum，1 RM），完成10次连续运动时能克服的最大阻力称为10 RM。测定时对适宜负荷应有所估计，避免多次反复测试引起肌肉疲劳，影响测试结果。运动负荷可用哑铃、沙袋、砝码等定量的练习器进行。此法在康复医学中应用较少。

（3）等速肌力评定：指整个运动中运动速度（角速度）不变的一种肌肉收缩方式。通常是利用等速测试仪内部特定的结构，让运动的角速度保持不变，进行不同速度的肌肉等速向心性收缩测试，也可进行离心性收缩或等长收缩测试。进行等速肌力测定时，先规定运动的角速度，然后将肢体或其他被测部分固定在仪器的传动杆或构件上，肢体运动时，带动传动杆绕轴运动，力的大小即可用力矩表示出来。仪器将等速运动中肌肉收缩的各种参数记录下来，经过处理，作为评定肌肉运动功能的指标。

等速肌力测试禁忌证：严重疼痛，关节活动严重受限，严重滑膜炎，骨关节不稳，急性扭伤，严重心血管疾病等。上述禁忌证有些经过及时治疗，若症状好转，可酌情考虑进行测试。

（二）关节活动度测定

关节活动度是指关节运动时可达到的最大运动弧度，常以度数表示，亦称关节活动范围。具体指关节的远端向着或者离开近端运动，远端骨所达到的新位置与开始位置之间的夹角，即远端骨所移动的度数。关节活动有主动与被动之分，所以关节活动范围亦分为主动与被动活动范围。主动的关节活动范围是指人体自身的主动随意运动而产生的运动弧，被动的关节活动范围是指由外力如治疗师的帮助使关节运动时产生的运动弧。

适应证：骨关节伤病及手术后患者；肌肉伤病及手术后患者；神经系统疾病；其他原因导致关节活动障碍；康复治疗的效果评定。

禁忌证：关节急性炎症期；关节脱位骨折未愈合期；肌腱、韧带、肌肉手术后未愈合期；骨化性肌炎。

1. 关节活动度的影响因素

（1）生理因素：关节的解剖结构情况，产生关节运动的原动肌的肌力和对应拮抗肌伸展性、关节周围组织的弹性和软组织相接触的情况如关节面的大小、关节囊厚薄、松紧度、关节韧带多少与强弱等。

（2）病理因素：关节、软组织、骨骼病损所致的疼痛与肌肉痉挛；制动、长期保护性痉挛肌力不平衡及慢性不良姿势等所致的软组织缩短与挛缩；关节周围软组织瘢痕与粘连；关节内损伤与积液、关节周围水肿；关节内游离体；关节结构异常；各种病损所致的肌肉瘫痪或无力；运动控制障碍等。

2. 关节活动度测量方法

（1）基本姿势：

全身所有关节按解剖姿势放置则为0°。轴、面的概念和解剖学一致。

（2）测量工具：

①通用量角器：为临床应用最普遍的一种工具，量角器的两臂（一臂有刻

度，称为移动臂，另一臂有指针，称为固定臂）由一轴心连接。使用时，在标准的测量姿势体位下，量角器的轴心对准关节的运动轴心，将量角器的两臂分别放到两端肢体的长轴，其中固定臂与构成关节的近端骨长轴平行，移动臂与构成关节的远端骨的长轴平行（患者有特殊障碍时可以变化），然后在圆规上读出关节所处的角度。

②方盘量角器为一正方形、中央有圆形分角刻度的木盘，其刻度自"0"点向左右各为180°，中心加一可旋转的指针，后方再加把手构成。把手与刻度上的0～180°连线平行。指针由于重心在下而始终指向上方。使用时使肢体在垂直面上运动至最大幅度，关节的一端肢体处于水平面或垂直位，以方盘的一条边紧贴另一端肢体即可读得关节处的角度。方盘边缘的选择以使"0"点指向规定的方向为准。

3. **主要关节活动范围测量方法**

主要关节活动范围测量方法见表3–1、表3–2。

表3–1　上肢主要关节活动范围测量方法

关节	运动	受检者体位	测角计放置方法			正常活动范围
			轴心	固定臂	移动臂	
肩	屈、伸	坐或立位，臂置于体侧，肘伸直	肩峰	与腋中线平行	与肱骨纵轴平行	屈：0～180° 伸：0～50°
	外展	坐或立位，臂置于体侧，肘伸直	肩峰	与身体中线（脊柱）平行	与肱骨纵轴平行	0～180°
	内、外旋	仰卧，肩外展90°，肘屈90°	尺骨鹰嘴	与腋中线平行	与肱骨纵轴平行	各0～90°
肘	屈、伸	仰卧或坐或立位，臂取解剖位	肱骨外上髁	与肱骨纵轴平行	与肱骨纵轴平行	0～150°
	旋前、旋后	坐位，上臂置于体侧，肘屈90°	尺骨茎突	与地面垂直	腕关节背面（测旋前）或掌面（测旋后）	各0～90°
腕	屈、伸	坐或立位，前臂完全旋前	尺骨茎突	与前臂纵轴平行	与第2掌骨纵轴平行	屈：0～90° 伸：0～70°
	尺、桡侧偏移（尺、桡侧外展）	坐位，屈肘，前臂旋前，腕中立位	腕背侧中点	前臂背侧中线	第3掌骨纵轴	桡偏0～25° 尺偏0～55°

表3-2　下肢主要关节活动范围测量方法

关节	运动	受检者体位	测角计放置方法			正常活动范围
			轴心	固定臂	移动臂	
髋	屈	仰卧或侧卧，对侧下肢伸直	股骨大转子	与身体纵轴平行	与股骨纵轴平行	0～125°
	伸	侧卧，被测下肢在上	股骨大转子	与身体纵轴平行	与股骨纵轴平行	0～15°
	内收、外展	仰卧	髂前上棘	左右髂前上棘连线的垂直线	髂前上棘至髌骨中心的连线	各0～45°
	内旋、外旋	仰卧，两小腿于床沿外下垂	髌骨下端	与地面垂直	与胫骨纵轴平行	各0～45°
膝	屈、伸	俯卧或仰卧或坐在椅子边缘	股骨外髁	与股骨纵轴平行	与胫骨纵轴平行	屈：0～150° 伸：0°
踝	背屈跖屈	仰卧，膝关节屈曲，踝处于中立位	腓骨纵轴线与足外缘交叉处	与腓骨纵轴平行	与第5跖骨纵轴平行	背屈：0～20° 跖屈：0～45°

4. 关节活动度测定注意事项

关节活动度的测定主要是为了确定关节活动受限的部位、程度及其原因；确定治疗目标和方法；作为治疗、训练的评价手段。ROM测量仅允许有3～5°的误差。但是许多因素均可影响结果，诸如关节活动的方式（主动或被动活动）、患者或检查者的不良体位、测量工具放置不当、参考点未找准、软组织过多、关节活动时患者感觉疼痛、随意或不随意的阻力、患者缺乏理解与合作、手术伤口、限制性支具以及患者年龄、性别、职业等。检查者在测量关节活动范围时应尽可能排除或减少影响测量的因素，保持测量时相关条件的一致性。为使测试结果准确、可靠以及作出合理评价，必须注意以下几点：

（1）采取正确的测试姿势体位，防止邻近关节的替代动作。

（2）固定好量角器，其轴心应对准关节中心或规定的标志点，关节活动时要防止量角器固定臂移动。

（3）通常应先测量关节的主动活动范围，后测量被动活动范围。

（4）应与健侧（对侧）相应关节测量比较，亦应测量患部上下关节的活动范围。

（5）避免在按摩、运动及其他康复治疗后立即进行检查。

（6）不同器械、不同方法测得的关节活动度值有差异，不宜互相比较。

（三）运动功能恢复等级评定

英国医学研究院神经外伤学会将神经损伤后的运动功能恢复情况分为6级，见表3-3，该分级对高位周围神经损伤尤为适用。

表3-3　周围神经损伤运动功能恢复情况表

恢复等级	评定标准
0级（M0）	肌肉无收缩
1级（M1）	近端肌肉可见收缩
2级（M2）	近、远端肌肉均可见收缩
3级（M3）	所有重要肌肉能抗阻力收缩
4级（M4）	能进行所有运动，包括独立的或协同的
5级（M5）	完全正常

二、感觉功能评定

感觉（sensation）是指人脑对直接作用于感觉器官的客观事物个别属性的反映，个别属性包括大小、颜色、形状、硬度、气味、声音和味道等。通常将感觉分为特殊感觉、躯体感觉和内脏感觉，其中躯体感觉是康复评定中最重要的部分。周围神经疾病常表现为神经所支配区域的躯体感觉异常，躯体感觉亦称一般感觉，包括浅感觉、深感觉和复合感觉。

（一）感觉评定的所需准备物件

通常包括以下物件：①大头针若干个（一端尖、一端钝）；②一些棉花、纸巾或软刷；③两支测试管及试管架；④感觉丧失测量器，纸夹和尺子；⑤4～5件常见物包括钥匙、钱币、铅笔、汤勺等；⑥一套形状、大小、重量相同的物件；⑦定量感觉测试仪；⑧几块不同质地的布。

（二）感觉评定的适应证、禁忌证、注意事项

1. 适应证

（1）中枢神经系统病变：脑血管病变、脊髓损伤或病变等。

（2）周围神经病变：臂丛神经麻痹、坐骨神经损害等。

（3）外伤：切割伤、撕裂伤、烧伤等。

（4）缺血或营养代谢障碍：糖尿病、雷诺现象（雷诺病）、多发性神经炎等。

2. **禁忌证**

意识丧失者、严重认知功能障碍不能配合检查者。

3. **注意事项**

（1）进行躯体感觉检查时，应在安静的环境下进行，患者宜闭目，必须意识清醒和高度合作。如患者意识欠佳又必须检查时，则只粗略地观察患者对刺激的反应，以估计患者感觉功能的状态，如呻吟、面部出现痛苦表情或回缩受刺激的肢体。

（2）检查者需耐心细致，避免任何暗示性问话。检查前要向患者说明目的和检查方法以充分取得患者合作，使患者了解检查方法并充分配合，注意调整患者的注意力。

（3）检查时患者体位合适，检查部位应松弛并充分暴露，以提高检查准确性。注意两侧对称部位进行比较。先检查正常的一侧，使患者知道什么是"正常"。然后请患者闭上眼睛，或用东西遮上眼睛，再检查患侧。在两个测试之间，请患者睁眼，再告诉新的指令。

（4）先检查浅感觉，然后检查深感觉和皮质感觉，一旦浅感觉受到影响，那么深感觉和皮质感觉也会受到影响。

（5）采取左右、远近端对比的原则，先全身粗查一遍，如发现有感觉障碍，再进一步明确感觉障碍的程度、性质。

（6）将检查的结果按感觉的种类、障碍的程度和范围，分别记录在身体感觉分布图上。从该感觉分布图中，可以推断病变的部位，并可用于以后随访比较。

（三）浅感觉检查

浅感觉（superficial sensation）包括触觉、痛觉和温度觉，是皮肤和黏膜的感觉。

1. **触觉**

嘱患者闭目，评定者用棉签或软毛笔轻触患者的皮肤，让患者回答有无一种轻痒的感觉或让患者数所触次数。每次给予的刺激强度应一致，但刺激的速度不能有一定规律，以免患者未受刺激而顺口回答。检查四肢时，刺激的走向应与长轴平行，检查胸腹部时刺激的走向应与肋骨平行。检查顺序为面部、颈部、上肢、躯干、下肢。

2. 痛觉

嘱患者闭目，评定者先用大头针针尖在患者正常皮肤区域刺激数下，让患者感受正常刺激的感觉。然后再进行正式的检查，以均匀的力量用针尖轻刺患者需要检查部位的皮肤，嘱患者回答："痛""不痛"，同时与健侧比较，并让患者指出受刺激部位。对痛觉麻木的患者检查要从障碍部位向正常部位逐渐移行，而对痛觉过敏的患者要从正常部位向障碍部位逐渐移行。为避免患者主观的不正确回答，间或可用大头针针帽钝端触之或将针尖提起而用手指尖触之，以判断患者回答是否正确。痛觉障碍有痛觉缺失、痛觉减退和痛觉过敏等。

3. 温度觉

包括温觉及冷觉。嘱患者闭目，用分别盛有冷水或热水的试管两支，交替、随意地接触皮肤，试管与皮肤的接触时间为2～3 s，嘱患者说出"冷"或"热"的感觉。选用的试管直径要小，管底面积与皮肤接触面不要过大，测定冷觉的试管温度在5～10 ℃，测定温觉的试管温度在40～45 ℃，如低于5 ℃或高于50 ℃，则会在刺激时引起痛觉反应。

4. 压觉

嘱患者闭目，检查者用大拇指用劲地去挤压肌肉或肌腱，请患者指出感觉。对瘫痪的患者压觉检查常从有障碍的部位开始直到正常的部位。

（四）本体感觉检查

本体感觉又名深感觉（deep sensation），包括位置觉、运动觉、振动觉，是肌肉、肌腱、关节和韧带等深部结构的本体感觉。肌肉是处于收缩或舒张状态、肌腱和韧带是否被牵拉以及关节是处于屈曲还是伸直状态等的感觉。

1. 运动觉（motor sensation）

嘱患者闭目，检查者轻轻握住患者手指或足趾的两侧，上下移动5°左右，让患者辨别移动的方向，如感觉不明确可加大运动幅度或测试较大关节，以了解其减退的程度。

2. 位置觉（sensation of position）

嘱患者闭目，将其肢体放到一定的位置，然后让患者说出所放的位置；或嘱患者将其正常肢体放在与患侧肢体相同的位置上，正常人能正确说出或做出正确位置。测定共济运动的指鼻试验、跟–膝–胫试验、站立、行走步态等，如在闭眼后进行，亦为测定位置觉的方法。

3. 振动觉（vibration sensation）

嘱患者闭目，检查者将每秒振动256次的音叉放置患者身体的骨骼突出部位，如手指、尺骨茎突、鹰嘴、桡骨小头、内外踝、髂嵴、棘突、锁骨等，询问患者有无振动感和持续时间。也可利用音叉的开和关，来测试患者感觉到振动与否。检查时应注意身体上、下、左、右对比。振动觉可随年老而进行性丧失，较年老者可完全丧失。振动觉和运动觉、位置觉的障碍可不一致。

（五）复合感觉检查

复合感觉（fine sensory modalities）也称皮质感觉，包括皮肤定位觉、两点辨别觉、实体辨别觉和体表图形觉及重量觉等，是大脑对各种感觉综合、分析判断的结果。由于复合感觉是大脑皮质（顶叶）对各种感觉刺激整合的结果，因此必须在深、浅感觉均正常时，复合感觉检查才有意义。

1. 皮肤定位觉（skin localization）

检查时嘱患者闭目，一般常用棉签、手指等轻触患者皮肤后，由患者用手指指出受刺激的部位。正常误差手部<3.5 mm，躯干部<1 cm。

2. 两点辨别觉（two-point discrimination）

区别一点还是两点刺激的感觉称为两点辨别觉。嘱患者闭目，检查时用两脚规即诊锤的两尖端或针尖同时轻触皮肤，距离由大到小，测定能区别两点的最小距离。两点需同时刺激，用力相等。正常人以舌尖的距离最小，为1 mm，指尖为3～5 mm，指背为4～6 mm，手掌为8～15 mm，手背为20～30 mm，前胸40 mm，背部为40～50 mm，上臂及大腿部的距离最大约75 mm。

3. 实体觉（stereognosis）

用手抚摸物体后确定该物体名称的能力称为实体觉。检查时嘱患者闭目，将一熟悉的物件（如笔、钥匙、火柴盒、硬币等）放于患者手中，嘱其抚摸以后，说出该物的属性与名称。先试患侧，再试健侧。

4. 图形觉（graphesthesia）

图形觉是指辨认写于皮肤上的字或图形的能力。检查时患者闭目，用手指或其他东西（如笔杆）在患者皮肤上画一几何图形（三角形、圆圈或正方形）或数字（1～9），由患者说出所写的图形或数字。

5. 其他大脑皮质感觉

包括重量识别觉（识别重量的能力）以及对某些质地（如软和硬，光滑和粗糙）的感觉。

三、日常生活活动能力评定

（一）日常生活活动能力评定的概念、范畴、分类及实施

1. 日常生活活动

是指人为了满足日常生活需要，为了维持生存及适应生存环境而每天必须反复进行的、最基本的、最具有共同性的活动。包括人们为了照料自己的衣、食、住、行，保持个人卫生整洁和进行独立的社区活动所必需的一系列的基本活动。ADL能力反映了人们在家庭（或医疗机构内）和在社区中的最基本能力，ADL能力评定对确定患者能否独立及独立的程度、判定预后、制订和修订治疗计划、评定治疗效果、安排返家或就业都十分重要。

2. 日常生活活动的范畴

包括运动、自理、交流及家务活动等。运动方面有床上运动、轮椅上运动和转移、室内或室外行走、公共或私人交通工具的使用等。自理方面有更衣、进食、如厕、洗漱修饰（梳头、刮脸、化妆）等。交流方面有打电话、阅读、书写、使用电脑、识别环境标志等。家务劳动方面有购物、备餐、洗衣、使用家具及环境控制器（电源开关、水龙头、钥匙等）等。

3. 日常生活活动的分类

（1）BADL或PADL能力，是指每日生活中与穿衣、进食、保持个人卫生等自理活动和坐、站、行走等身体活动有关的基本活动能力，反映了个体基本的较粗大的运动功能，适用于较重的残疾。

（2）IADL能力，是指人们在社区中独立生活所需的关键性的较高级的技能，如家务杂事、炊事、采购、骑车或驾车、处理个人事务等，大多需借助工具进行，故称为工具性日常生活活动能力。IADL能力是在BADL能力基础上实现的，反映较精细的功能，是残疾人实现自我照料并保持一定社会属性的基础。

4. 日常生活活动能力评定的实施

（1）直接观察：ADL能力评定可让患者在实际生活环境中进行，评定人员观察患者完成实际生活活动中的动作情况，以评定其能力。也可以在ADL专项评定中进行，评定活动地点在ADL功能评定训练室，在此环境中指示患

者完成动作，较其他环境更易取得准确结果。且评定后也可根据患者的功能障碍在此环境中进行训练。ADL评定及训练室的设置，必须尽量接近实际生活环境，具有卧室、盥洗室、浴室、厕所、厨房及相应的家具（如床、桌、椅、橱、柜等）、餐饮用具（如杯、碗、筷、刀、盘、碟等）、炊具（炉、锅、瓢、勺等）、家用电器及通信设备（如电话、电视、冰箱、吸尘器）等，并合理布局以利于患者操作。

（2）间接评定：有些不便完成或不易完成的动作，可以通过询问患者本人或家属的方式取得结果，如患者的大小便控制、个人卫生管理等。

（二）评定方法

日常生活活动能力的评定，常采用量表检查法。通过直接观察患者ADL的实际完成情况或者询问的方式进行评估。

评定其他方法可参考第一章第三节部分。

四、生存质量评定

生存质量又称生活质量，是对人们生活好坏程度的一个衡量。由于现代康复治疗重视使用干预的质量和获得的结局，20世纪90年代QOL的评定已被广泛引进多种伤病和残疾的康复效果和结局的评定中。

（一）生存质量评定意义

1. 有助于了解影响患者生活质量的主要因素

生存质量评定是制定康复措施的重要依据，借以了解疾病和功能受损对患者生存质量的影响，以便有针对性地进行干预。通过生存质量的评定，有助于了解分析影响患者康复的主要因素，阐明生存质量与损伤或残疾程度之间的关系，从而有利于发现问题，提出针对不同疾病成因机制全面且较客观的解释。

2. 有利于评价和比较各种康复干预措施的疗效

后期的康复评定中，生存质量评定的各项指标也是判断相应康复治疗效果的重要参数，为后续治疗提供更好的依据。国内外生活质量的研究提示，根据生存质量评定的结果，可以制订更加有效的康复干预方案及治疗措施，能够显著提高残疾人或慢性病、老年病患者的康复疗效，进而改善患者的生活质量。

（二）生存质量评定内容

生存质量的评定是针对每一位个体进行主观感受和对社会、环境体验的评定，它有别于其他客观评定指标，需要有针对性地分析不同疾病、状态、人群与生存质量有关的因素，确定适合的生存质量评定内容。

1. QOL的评定内容和方法

应用标准化量表进行QOL评定常用的方法有访谈法、自我报告法和观察法。在康复治疗领域，用于QOL评定的常用量表主要有世界卫生组织与健康有关生存质量测定量表（WHOQOL）、健康生活质量量表（quality of well-being scale，QWB），以及简明健康调查量表（36-item short-from health survey，SF-36）等。

2. SF-36量表的评定

（1）SF-36量表内容：该量表包括8个领域，涉及躯体健康（生理功能、生理职能、躯体疼痛和总体健康）和精神健康（活力、社会功能、情感职能和精神健康）两方面。

（2）评定标准：可参考SF-36量表，该表各个领域和总分的权重得分满分均为100分；分值越高，生活质量越高。

生存质量其他评定方法可参考第二章第二节的相关部分。

评定结束，须进行量表健康状况各个方面计分及得分换算。得分换算的基本公式为：换算得分＝（实际得分-该方面的可能的最低得分）/（该方面的可能的最高得分-最低得分）×100。

（钦卓辉、司徒洁）

第三节　运动康复治疗

一、运动疗法

职业性周围神经损伤可能导致感觉和运动功能缺陷，甚至终身残疾，从而给社会造成重大的社会经济压力。尽管现代医学对损伤和再生机制有了深入的了解，但部分患者的功能完全恢复仍然不尽如人意。尽管职业性周围神经损伤所引起的症状严重影响患者的生活质量，但是研究多数集中于药物干预，很少探究运动疗法对此类症状的缓解效果。近几年来，运动作为一种支持性疗法获得了医学界的关注，学者们越来越重视评估运动对周围神经系统的影响。早期运动康复的介入，不仅能预防或减轻并发症，而且能促进神经的再生与康复，尽快地恢复功能，减少残疾的发生。

（一）肌力训练

周围神经损伤后，受其支配的肌肉发生萎缩，主动运动减弱或消失，呈弛缓性瘫痪，同时，肌张力降低或消失，腱反射减弱或消失，关节周围肌肉的瘫痪或无力导致关节不稳，长期失用导致关节囊和韧带无力，使关节产生过度活动、退变和脱位，久之可产生关节挛缩和畸形，最终完全丧失活动功能。

同时，周围神经损伤患者由于肌力受限，不能活动或较少活动，将导致肌肉出现废用性萎缩。有研究显示，在完全卧床休息的状态下，肌力每天减少1%～3%，每周减少10%～15%，如果卧床休息3～5周，肌力可减少一半，还可导致肌肉容量缩小，肌肉松弛，肌力、耐力下降，但通过适当的运动，肌肉容积可复原。增强肌力和肌肉耐力的训练统称为力量训练，肌力增强训练是指通过训练增强肌肉进行最大力量收缩的能力，而肌肉耐力训练是指通过训练增强肌肉持续收缩进行某项特定任务（作业）的能力。

1. 肌力训练的基本原理

（1）肌力训练的目的。

力量训练有两个目的，一是在短时间内把肌肉的力量全部发挥出来，即增强最大肌力的瞬间爆发力，可参考举重训练。二是训练肌肉长时间用力，即增强肌肉的耐力，可参考马拉松训练。

（2）肌肉收缩的形式。

①等长收缩。指肌肉收缩时肌肉起止点之间的距离无变化，肌纤维长度基本不变，也不发生关节运动，但肌张力明显增高。具体方法如下：患者用自己最大的力量使肌肉收缩，指示患者全力或接近全力收缩肌肉并维持3～10 s，一般保持6 s，每个动作训练3遍，中间休息2～3 min，每天训练1次。因其不受环境的限制，简单易行，可延缓和减轻周围神经损伤后肌肉的废用性萎缩，是增强肌力常用的训练方法。训练中应注意指导患者取容易用力的体位。如肘关节呈90°时最易用上力。

②等张收缩。也叫动力收缩，指在有阻力的情况下进行的肌肉收缩，收缩

过程中肌肉长度发生变化，产生关节运动，但肌张力基本保持不变。根据肌肉起止部位的活动方向，可分为向心性收缩和离心性收缩。向心性收缩时肌肉的起点与止点之间距离缩短，其运动学功能是加速。离心性收缩时肌肉的起点与止点之间距离延长，使动作的快慢或肢体落下的速度得到控制，其运动学功能是减速。

（3）肌力训练时负荷量的增加形式：增强肌力和增强肌肉耐力有不同的训练目的，训练时负荷量大小也不同。增强肌力训练时，应加大负荷量，加快运动速度及缩短训练时间。而增强肌肉耐力训练时，负荷量应相对较少，训练频度则应增加，训练时间应延长。

2. 肌力训练的方法

（1）训练原则：为达到增强肌力的目的，训练时应遵循以下原则。

①阻力原则：阻力的施加是增强肌力的重要原则。阻力主要来自肌肉本身的重量，肌肉在移动过程中所受障碍，纯粹的外加阻力等。若在无阻力的情况下训练，则达不到增强肌力的目的。

②超长负荷原则：训练运动必须超过一定的时间，也称为超负荷原理。这是与训练强度有关的原则。这一原则认为，在训练中，除非使肌肉负荷超过日常活动，否则就不能改善肌力。增强肌力需要肌肉在一定负荷下做功，所给的负荷应略高于现有的肌力水平或至少相当于使肌肉产生最大强度收缩所需负荷的60%，并持续训练6周，才可取得明显的效果。训练者要满足一定的运动强度、训练的持续时间、运动的频率、一定的运动间期和根据肌肉收缩的形式选择相对应的训练方法等5个基本条件，才能达到增强肌力的目的。

③肌肉收缩的疲劳度原则：该原则是指训练时通过肌肉较大程度收缩，并重复一定的次数或持续一定的时间引起适度的肌肉疲劳，以达到增粗肌纤维、增强肌力的目的，但不应过度疲劳。这也是控制超负荷不至于过度的一个主观限制指标。过度的疲劳对于周围神经损伤患者是有害的。这就需要治疗师在训练中密切观察。如果训练时间足够，又出于患者自愿，训练应持续到感觉疲劳为止，在训练的中间最好不要休息，这样训练后的效果更好，但如果训练过程中出现患者运动速度减慢、运动幅度下降，肢体出现明显的不协调动作，或主诉疲累的情况，则显示过度疲劳，需要停止训练。另外，如果临床中治疗师发现在肌力训练强度增加后，患者反而出现了肌力下降的现象，往往也应考虑前段训练强度过大的原因，使肌肉出现了过度疲劳，反而影响训练效果。

（2）肌力训练刺激的模式。

①正常运动模式的运用：反复刺激虚弱肌肉群，常用的神经肌肉通路将被促通，即有意识的神经冲动将会传递到运动神经元，从而影响运动神经元的分支，进一步也将影响到其他相关的运动神经元池。

②牵拉刺激效果的运用：通过传入神经的分支，肌肉的牵拉将引起运动神经元以及肌肉之间相互刺激。这种刺激性的影响力足够引起下运动神经元将神经冲动传到较弱的肌群。

③阻力的应用：这是一种对肌肉持续牵拉的促进方法。应用足量的程度应该是肌肉能够克服的尽可能大的力量。

④牵引力的应用：如果产生的运动模式是屈曲模式，则可应用牵引力。此效果加上牵拉、阻力和患者信心等，将进一步改变运动神经元池的兴奋状态。

⑤关节挤压的应用：这是一种与肢体伸展相关的姿势性刺激，因此适合于负重刺激下的任何情况。伸展模式最适合应用关节挤压方法进行促通。这种关节挤压刺激与牵引力一样，应与阻力、牵拉等一起应用。

⑥触摸的应用：此方法常应用于正在收缩的肌肉，或运动发生的肌肉表面，起到促进运动神经元兴奋的作用。

⑦视觉和听觉刺激的运用：好的口令可促进患者的努力意志。如果感觉信息存在障碍，患者的视觉和听觉则变得极其重要。这种刺激方法与其他方法同时使用才能获得最大的促通，但是当应用牵伸、牵引或挤压方法和听觉刺激时，在时间方面的掌握非常重要。各种刺激不当将导致降低应用效果。

⑧冷刺激的应用：对皮肤节段区域进行短时间冰块刺激可引起运动神经元的兴奋。但由于在冷刺激应用和期盼结果之间有迟滞现象，因此该方法应在其他方法应用前使用。

⑨刷擦的应用：对皮肤节段区域进行刷擦刺激能对皮肤节段下的肌肉起到促进作用。但刷擦刺激反应有迟滞现象，因此该方法应在其他方法应用前使用。

⑩身体其他部位的应用：当应用身体其他部位时，可以看到没有受刺激的其他部位会出现强烈的联合反应。此现象是由于控制运动的神经通路会影响到肌肉平衡或其他相关肌群的运动神经元池的变化。因此如果受损肌肉在左上肢，可进行右侧肢体或双下肢甚至头颈部、躯干等训练，以期通过运动神经元池的控制对患侧肢体产生放射效果。

（3）具体的肌力训练的方式：根据患者现存肌力的水平，分为以下几种运动方式：被动运动、辅助主动运动、主动运动、抗阻运动和等长运动。

①被动运动：指由外力作用于人体某一部分所引起的动作，一般用于维持正常或增大已受限的关节活动范围。适用于有轻度关节粘连或肌肉瘫痪的患者。

②辅助主动运动：指肌力达不到3级以上时，可由物理治疗师徒手或利用运动器械、引力或水的浮力帮助患者进行活动。适用于肌力较弱尚不能独自主动完成运动的肌肉。当肌力恢复到2级时，应立即开始此类运动，使肌力逐步增强。

③主动运动：指患者主动以肌肉收缩形式完成的运动。运动时既不需要助力，也不用克服外来阻力。适用于肌力3级以上的患者，训练中应采取正确的体位和姿势，将肢体置于抗重力位，防止代偿运动。

④抗阻运动：指在肌肉锻炼过程中，需克服外来阻力才能完成的主动运动，适用于肌力4级或5级，能克服重力和外来阻力完成关节活动范围的患者。抗阻运动有徒手抵抗和器械抵抗两种形式。阻力通常加在需要增强肌力的肌肉附着部位的远端，这样，较少的力量即可产生较大的力矩。通常加阻力的部位，也要根据患者的状况来定。如当股四头肌肌力达到4级时，可在小腿的位置施加阻力，当阻力在3级时，可在小腿的上1/3处施加压力或用两个手指的力量施加压力；当肌力大于4级时，可在踝关节处施加阻力。注意阻力的方向总是与肌肉收缩时关节发生运动的方向相反，每次施加阻力的强度应平稳，并能使患者顺利完成全关节活动范围为宜。

⑤等长运动：指肌肉收缩时，无肌肉缩短或关节运动，适用于肌力2～5级；肌肉不做功，但能产生相当大的张力。等长运动是增加肌力的最有效的方法。可徒手或利用墙壁、地板、床等进行训练。

总之，在训练前，应先评定训练部位的关节活动范围和肌力，并根据肌力现有等级选择运动方式。

3. 临床常用的运动疗法

（1）渐进式抗阻训练方法。这是一种逐渐增加阻力的训练方法，随着肌肉力量的增强负荷量也随之增加。先测出待训练肌肉连续10次等张收缩所能承受的最大负荷（10 RM），每次训练3组10次运动，各组间休息1 min，第1组、第2组、第3组训练所用阻力负荷依次为1/2、3/4及1个10 RM。每周复测10 RM值，并相应调整负荷量，使其随肌力的增加而增加（Delores法）。也可把负荷的顺序颠倒，使其第1组、第2组、第3组训练所用阻力负荷依次为1、

3/4、1/2个10 RM（Oxford法）。

（2）短暂等长练习。这是一种利用抗阻等长收缩来增强肌力的训练方法，即让受训练的肌群在能耐受的最大负荷下做等长收缩，持续6 s，重复20遍，每次间隔20 s，每天训练1次。

（3）短暂最大负荷练习。这是由Rose提出的一种等张和等长运动相结合的肌力训练方法，即在最大负荷下以等张收缩完成关节运动，并在完成时接着做等长收缩5～10 s，然后放松，重复5次，每次增加负荷0.5 kg。等长收缩不能维持5～10 s者，则不加大负荷。

（4）利用器械进行的等速练习。由仪器限定了肌肉收缩时肢体的运动速度，使受训练的肢体在运动全过程中始终保持角速度相等，做到在运动全过程任何时刻肌力都有较大的增加，由于角速度恒定，在关节活动范围内的每一点上都能向肌肉提供合适的阻力，使肌肉保持合适的张力和收缩力，并在收缩期间保持平衡，从而使肌肉得到充分收缩。另外当肌肉疲劳时，肌力将逐渐减弱，阻力也将随之下降，一旦停止用力，阻力也将停止，不会过度负荷导致肌肉的损伤。但等速训练也有以下的不足：必须借助较昂贵的仪器，不易普及，较费时费力，治疗师需花一定的时间进行器械的使用培训等。

（5）利用运动进行肌力增强的训练方法。

①徒手肌力增强的训练方法：

a. 上肢伸肘动作训练：当肱三头肌肌力达到3～4级时，患者可采取仰卧位进行训练，肩关节前屈90°，肘屈曲位，治疗师一手固定其上臂，另一手扶住腕关节上方，只是患者做伸肘动作，治疗师从腕部给予一定的阻力。

b. 肩关节外展的训练：肩关节外展的主动肌是三角肌，当肌力为1～2级时，患者取仰卧位，肘部屈曲，治疗师握住患者肘部和腕部，并给予一定的辅助力量，帮助患者完成肩关节的外展动作。肌力达到3～4级时，患者取坐位，将双上肢从身体一侧上抬，治疗师可从患者腕关节处给予一定的阻力。

c. 耸肩动作的训练：耸肩动作的主动肌为斜方肌上部、菱形肌及肩胛提肌等。当肌力为1～2级时，患者取仰卧位，治疗师双手扶住患者双肩，辅助患者完成耸肩动作。若患者耸肩动作完成较充分，治疗师可从肩膀给予相反方向的阻力，以增加动作的难度。当肌力达到3～4级时，患者可取坐位进行耸肩动作，治疗师双手扶住肩部，给予与耸肩动作相反的向下的阻力。

d. 腹背肌的加强训练：患者取仰卧位，在治疗师的帮助下进行仰卧起坐的训练，可加强腹肌的肌力。患者也可通过自身上肢的姿势变化来加强训练的难度。患者取俯卧位时，双上肢后伸，治疗师拉住患者双手帮助其抬起上身呈反弓状。如此反复训练可加强患者背肌的力量。

②垫上肌力增强的训练方法：

a. 垫上长坐位的保持训练。

a）静态平衡的保持。患者取长坐位，坐位时保持膝部伸直，在前方放一姿势镜，治疗师位于患者身后给予一定的保护。只是患者将双上肢从前方、侧方抬起至水平位，保持长坐位；或指示患者将双手从前方举起过头顶，保持长坐位。

b）动态平衡的保持。待患者可独立保持静态长坐位平衡后，可进行长坐位的动态平衡训练，如治疗师与患者可进行抛球的训练，以增加维持长坐位平衡的能力，同时可强化患者双上肢、腹背肌的肌力以及耐力。

b. 垫上支撑训练。患者坐于垫上，保持长坐位，双手放在支撑器上，头及躯干尽量向前方倾斜，双手向下用力将臀部抬起，并保持在此体位6 s。此训练可加强双上肢及背肌的力量。

c. 垫上翻身训练。患者双手互握，双上肢上举，尽力向身体两侧摆动，利用摆动的惯性将身体翻向一侧，此训练可加强胸大肌的肌力，使患者顺利完成床上翻身动作。

d. 利用重物强化肌力的训练。患者垫上仰卧位，在腕关节上方绑上沙袋或双手抓握哑铃，来提高双上肢的肌力。此方法常用于强化患者胸大肌、三角肌、肱二头肌和肱三头肌等肌肉的力量。

③轮椅上肌力增强的训练方法：

a. 轮椅上撑起动作的训练。双手撑在轮椅的扶手上进行伸肘支撑的训练，可以加强背阔肌的肌力。因背阔肌是撑起动作中下压和固定肩胛的重要肌肉，必须重点进行强化训练。

b. 利用轮椅进行行走的训练。利用轮椅行走可强化患者的步行能力。对于能够行走的患者，可利用轮椅作为步行器具进行行走训练。患者立于轮椅后方，双手扶住轮椅的把手，将其向前方推动。

④平行杠内肌力增强的训练方法。患者可在平行杠内进行肌力的增强训练，如治疗师指示患者双手向下支撑，将身体向上提起并支撑维持6 s。此训练可加强背阔肌的力量。因为背阔肌是撑起动作中下压和固定肩胛的重要肌肉，因此必须随时随地重点进行强化。

⑤浮力支持的训练方法。由于水的浮力作用，一些在地面上不能进行的动

作可在水中完成。在训练初期，可以用浮力板或浮力背心帮助患者进行漂浮或进行肢体指定动作，待训练动作有所提高后，可去掉浮力板或利用浮力板作为阻力来加强训练的难度，从而强化患者的心肺功能和残存的肌肉力量。

（6）增强全身耐力的运动疗法。通常所说的耐力训练是指有氧运动，有氧运动可改善各系统器官的生理功能，维持身体的整体健康，避免并发症，是周围神经损伤患者训练中最重要也是易被忽略的一环。因此，除了对肢体局部的训练外，还要增加有氧训练以保持适当的运动量。主要是通过全身大肌群的参与，以低强度、长时间、有规律的运动形式为主。临床常用的治疗方法如步行、慢跑、爬山、游泳、自行车及中医各类健身操如太极拳、八段锦等。

4. 选择肌力训练技术的基本原则

（1）根据患者的病情。对于损伤较重的职业性周围神经损伤的患者，其活动和参与局限性的程度较为严重，则主要选择被动疗法，即治疗师主动引导的方式，帮助患者促进运动功能的恢复。

（2）根据运动疗法康复治疗目标。康复目标可分为预防疾病性治疗和康复性治疗。为减轻患者不同的损伤状态，有很多相应的治疗方法，若损伤程度较轻，患者可能重新恢复功能。针对预防跌倒，可选择平衡训练。

（3）根据患者年龄。老年人和青壮年的康复目标不在同一水平上，对于老年人，其康复目标是希望将来回归家庭，可采取小强度运动方式，主要以安全为主；而对于青壮年患者，其康复目标是回归社会，重新走上工作岗位，则应考虑为其选择较高强度的训练方式。

（4）根据患者是否有主动性。患者的主动参与能力，影响治疗师对治疗技术的选择，如运动方式是主动疗法还是被动疗法。不能保持注意力集中的患者或对治疗过程有抵触情绪的患者，在治疗过程中主动参与和配合能力较差，因此，只能选择被动运动方式，不能达到超量效应，导致治疗效果远远低于那些无严重认知障碍的患者。

（5）根据患者所处恢复阶段。患者所处疾患的阶段不同，治疗计划和治疗技术的选择也有所不同。卧床期患者的治疗目的是维持和扩大关节活动范围以预防关节畸形、促进肢体的主动运动以预防肌肉废用性萎缩、改善肺功能以预防肺部感染。因此在治疗技术上应选择被动运动方式和辅助运动方式等。而对于恢复期患者，由于患者病情稳定，应注重强调激发患者的康复潜力，因此，需选择负荷量较大的抗阻运动方式。

5. 肌力训练注意事项

（1）选择适当的训练方法。应根据功能的需要和现有的训练设备，例如肌力的现有程度、关节活动是否受限、有无疼痛、姿势与体位是否受限等。

（2）选择合适的地点。肌力训练在任何地点都可以进行，但在环境安静、便于调整训练体位和姿势的地点更易让患者集中注意力和便于操作。在病房、康复大厅、走廊等地可训练使用拐杖步行或增强负重能力。

（3）注意调节阻力。在阻力调节过程中，要注意适应证和禁忌证。在训练中，应注意避免患者血压过度增加；在增加负荷训练时避免长时间憋气；负荷较重、危险性较大的训练应在治疗师监督下进行，并且负荷量要缓慢逐渐增加。肌肉或关节出现炎症或肿胀、训练时或训练24 h后仍感觉到关节肌肉疼痛、关节不稳定或有Ⅱ级以上高血压或其他心血管并发症的患者禁忌进行抗阻训练。

（4）掌握正确的运动量。每次训练的运动量要以训练后的第二天不感到疲劳和疼痛为宜，如果训练引起肌肉急性损伤，发生持续疼痛或引起肌力减退，则说明训练量过大，需要减少运动量。总之，运动量的选择应根据患者的具体情况，从较小的负荷开始，然后逐渐增大。

（5）选择合适的姿势和体位。选取适于运动的姿势、体位及能阻止代偿性运动的体位。

（6）争取患者的配合。在训练过程中先向患者说明该项训练的目的和方法，让患者了解肌力加强后所产生的效果及训练的注意事项。多讲解和鼓励，让患者掌握正确的训练方法和要领，使其积极配合、努力训练，才能取得明显的训练效果。

（7）防止出现代偿运动。周围神经损伤患者因为肌力受限，训练时容易出现代偿运动。例如髋关节在屈曲运动训练时，当髂腰肌、股四头肌肌力较弱时，缝匠肌可出现代偿动作，使髋部屈曲同时出现下肢外展、外旋。治疗师应注意这一现象，可利用徒手或固定等方法抑制患者出现代偿行为。

（二）感觉训练

周围神经损伤后，感觉障碍因神经损伤的部位和程度不同而表现不同，但大致会出现以下几种：a.感觉异常，如损伤局部的各种性质的疼痛（如刺痛、胀痛、灼痛、触痛、酸痛、跳痛、牵拉痛等）、麻木、潮湿感、冷热感、振动感等，这种感觉异常在夜晚会更加明显；b.感觉减退或消失，深浅感觉、复合觉、实体感消失；c.感觉过敏，即感觉阈值降低，轻微刺激即可出现强烈反应，以痛觉过敏最多见，其次是温度觉过敏。

1. 目的

随着周围神经损伤的修复，感觉皮层接收到来自患者身体感觉神经冲动的刺激发生了改变。尽管感觉刺激被接收，但神经冲动的新模式不同，不能正确表达。故感觉训练的目的是帮助周围神经损伤的患者正确表达和接收到他意识中的不同感觉脉冲。

2. 临床常用训练

对周围神经损伤患者进行浅感觉、实体觉、运动觉的训练。感觉训练的主要方法包括感觉再教育、脱敏疗法和代偿疗法。

（1）感觉再教育。对于周围神经损伤患者的感觉再教育，早期患者的训练重点是将刺激的视觉反应与感觉反应相对应。当能感觉到固定的触觉并能将之很好地定位后，就可以开始通过触觉来分辨物品的训练。

该方法强调康复要配合神经再生的时间。当触觉在手指近指关节恢复时，即可开始进行感觉再教育训练。更确切地说，当移动轻触觉恢复后，或保护性感觉（深压觉和针刺觉）和触觉恢复时，或当30 Hz振动感恢复时，即可开始感觉再训练。但对于上肢近端神经损伤来说，等候期可能太长。故有专家提议尽早进行感觉再训练，可在伤后3周立即开始。

感觉再训练的重点，是根据神经恢复的进程给予分级刺激。如触觉定位，移动性触觉、持续性触觉、持续压力、振动，通过形状、质地、物理识别的触觉辨别来训练。要求患者一天中短时间训练几次。先用健侧，后用患侧，先睁眼，再闭眼，注意感觉过敏。

①早期训练。当还未能分辨30 Hz振动之前，即可以进行。早期训练集中在移动性触觉、持续触压觉和触觉定位。

a.移动性触觉。可用铅笔橡皮或指尖在治疗区域上下移动。嘱患者观察刺激，闭眼，将注意力集中在刺激上，然后睁眼，证实发生的一切，并口述感觉到什么，如"我感觉到一个尖锐的物体在我身上上下移动"。

b.持续触压觉。用铅笔橡皮压在手指或手掌的一个地方，产生持续触压觉。训练程序与移动性触觉相同。

c.触觉定位。训练触觉定位，Wynn Parry建议通过下列程序：患者闭眼，治疗师触碰手掌的不同地方，要求患者指出每次接触的部位。如果反应错误，患者可直接注视触碰部位。使用软胶棒（如铅笔的橡皮头）压于掌上或来回移动，嘱患者注意压点，以视觉协助判断压点位置，然后闭眼感受压点的触觉，如此反复练习。

d. 触觉的训练。让患者肢体触摸或抓握各种不同大小、形状和质地的物品来进行反复训练，如用质地不同的棋子、图形和从大到小的普通物体，藏在米袋或装有豆子的容器中训练效果更好。刺激强度逐渐从强到弱，来增加分辨能力。

②后期训练。当触觉已能分辨30 Hz以及256 Hz振动时，或当移动性触觉和持续触觉在手指被感知时，即可开始后期训练。此期的目标是：促进实体觉的恢复，锻炼设计一系列的触觉辨别任务。

a. 形状辨别。从辨别形状明显不同的大物体开始，逐渐过渡到形状只有细微差别的小物体。循序渐进地训练患者恢复精细感觉。可从熟悉的普通物体开始，先看着抓紧物体，然后闭眼，将注意力集中在感知上，最后再睁眼看物体，以加强感知。亦可嘱患者闭眼，一个木块放在患手，要求患者去感觉，并描述形状。一块木块放在健手，比较重量。如果给出不正确的反应，允许患者看木块，重新操作，整合触觉和视觉信息。然后患者用正常的手去比较感觉体验，用不同形状的木块继续训练。

b. 质地辨别。形状辨别掌握后，可要求患者区别表面质地不同的木块，如皮革、帆布、塑料、毛线、砂纸等。最后使用普通物体，要求患者闭眼识别。如果对物体或质地反应错误，允许患者看着物体操作，说出看到的物体感觉，物体从大到小分级，可以将物体藏在装着沙的碗里，让患者重新得到特殊的物体。用某种形状的木板拼成特殊形状，或用木制的字母拼出单词，一天2～4次，每次10 min。

训练要根据评定效果调整，为避免训练的影响，可用不同的物体和新的物品测试并训练。

（2）脱敏疗法。首先指导患者如何保护和使用敏感区，告诉患者这种敏感是神经再生过程中的必然现象和过程，待神经修复后，敏感区会自然减轻，缓解患者的恐惧情绪。并在最初选用夹板或衬垫等材料对敏感部位进行保护，随着治疗取得进展逐步去除保护性用具。

对敏感皮肤的刺激分为五个等级。级别一：音叉、石蜡、按摩。级别二：电池振动器、加大力度的按摩、铅笔顶端的橡皮按压产生的触觉。级别三：电振动器、质地辨别。级别四：电振动器、物理辨别。级别五：工作和日常生活活动。当患者对当前级别的几次没有疼痛反应后可进入下一个级别。在敏感区逐渐增加刺激量，可先用无刺激的物体，如振动、按摩、叩击、使用冰水等。待患者能耐受触觉刺激后，可选用不同材质的物品，如棉布、毛巾、豆子、米粒、沙子等刺激敏感区，刺激量逐渐加大，使之产生适应性和耐受力。或使用经皮电刺激、超声波治疗等物理疗法。

（3）代偿疗法。用其他感官来代替，如利用视觉代替触觉以避免接触锋利的物品而受伤。由于认知功能未受损，周围神经损伤的患者，比中枢神经损伤的患者更容易学会和掌握代偿技术。

3. 感觉训练的注意事项

（1）因为周围神经损伤患者感觉减退或过敏，受累区域应避免暴露，避免与热、冷和锐利的物体等接触，以免加重损伤。

（2）当抓握一个工具和物体时，有意识避免用比需要更大的力。

（3）避免长时间使用一种工具锻炼，尤其是不能通过改变抓握方式来适应。

（4）在训练时通过频繁改变工具以使受压组织休息。

（5）观察皮肤受压的症状，如是否因过分的受力或重复受压后出现红斑、水肿、发热等情况，出现症状时要立即停止训练，及时休息，必要时尽早治疗。

二、作业治疗

在运动神经细胞修复的过程中，适当的治疗性作业不仅能增强肌力和耐力，同时还能改善患肢的血运，增加关节的活动范围，掌握实用性动作技巧。应根据患者的年龄、性别、文化程度、职业，神经损伤和功能障碍的部位、程度，治疗的目标和个人爱好等，选择适宜的作业活动。

（一）目的

作业治疗是以真实或模拟的工作活动作为手段，是为了最大程度使患者重返工作岗位而专门设计的有目标的个体化治疗程序。

（二）选择作业治疗手段的原则

1. 选择的作业活动应与康复目标相一致

通过安排患者进行适当的作业活动，改善机体的功能障碍，帮助患者恢复或部分恢复功能，达到在日常生活、工作和休闲活动等方面的完全自理或基本自理。对于不能完全恢复的功能障碍，作业治疗可以通过调整生活方式、急性代偿训练、借助辅助用具或进行环境改造等方法，达到使患者最大程度地生活自理的目的。

2. 根据患者的愿望和兴趣选择作业活动

在进行作业治疗时，患者的愿望和兴趣也是治疗师选择治疗手段的主要考虑因素之一。如果让患者完成一项令其感兴趣的陶艺、绘画、园艺作业，就有可能充分调动患者的主观能动性，激发患者体内的潜力，取得治疗的最大效果。

3. 选择患者能够完成80%以上的作业活动

在制订作业方案时，不能对患者的能力要求过高，应根据每个患者的情况，选择其能够完成80%以上的作业活动，随着患者病情的恢复和作业能力的提高逐渐增加作业的难度。

4. 考虑局部效果的同时要注意对全身功能的影响

作业治疗既要考虑治疗的局部效果，也要重视治疗的整体作用。例如在进行各类手工作业的同时，要求患者完成制作成品作业，使患者在治疗中除了提高肢体的力量和增加关节活动范围外，还提高了身体的耐力和高级脑功能等全身综合能力。

5. 选择合理的作业治疗量

通常所选择的作业治疗量，决定了患者是否能顺利完成此项作业内容，达到治疗目的。治疗师在制订作业训练方案时，必须掌握合适的作业治疗量。在选择时，不仅要考虑治疗局部的活动强度，还要考虑全身所能承受的负荷强度，要将治疗量进行分级，由易到难，使患者的功能水平不断提高，最终达到康复目标。

（三）常用训练用具

作业训练专用桌和椅子、站立台、木钉盘、磨砂板、磨具等及各类手工艺制作活动用具，如皮革、铜板、绳编、木工、织布、陶艺、刺绣、书法、绘画、雕刻等工艺的用具、材料和参考书籍。

（四）作业训练的分类

1. 动手操作

指导患者进行实际操作，边讲解边示范，患者通过听、看和模仿操作获得技能。

2. 模拟训练

在模拟的生产环境中训练。

3. 生产实习

患者在实际生产场地，按照生产部门规定的产品数量、质量和操作规程进行训练。

4. 模块式技能训练

这种训练方法旨在以最短的时间、最快的速度培养技术人才。其培训课程、教学大纲和教材基于每一个工种、任务和技能的深刻分析，严格按照工作规范，开发成不同的训练模块，形成一个积木组合式的教学形式，具有教学灵活、应用性和针对性强的特点。

（五）临床常用作业疗法

1. 上肢常用的作业活动

有木工（拉锯、刨削、研磨、捶打）、缠线、编织、刺绣、泥塑、修配仪器、组装、投掷、套圈、弹琴、珠算、拧螺丝、插板、打字、书法、绘画、下棋活动等。

2. 下肢常用的作业活动

有蹬自行车、踩缝纫机、使用落地式织布机、使用万能木工机等。

3. 以刺绣为例来说明作业的具体方法

刺绣工艺对姿势的保持能力、肩关节的稳定性、手指的精细动作等身体功能有较高的要求，并且需要在作业过程中保持精神高度集中，故该方法应用于周围神经损伤患者的作业治疗中，可以提高和改善患者的各种功能。

（1）材料和用具：绣花针、绣花绷子、纸、铅笔、剪刀、尺子、复写纸、图案、各种材质的布、各色绣花线。

（2）制作过程：a. 首先确定制作作品的用途及规格；b. 确定图案和绣花线的颜色；c. 在准备绣花的部位用绣花绷子绷紧绣布，从背面进针，按照刺绣的顺序操作，直到将图案全部绣完；刺绣完毕后，须清洗台布，注意将被污染的部分和图案的痕迹洗涤干净并熨烫平整。

（3）注意事项：a. 刺绣部分应始终位于绣花绷子的中央部分，刺绣过程中，应按照作业进度随时调节；b. 注意绣线不要拉得过紧，避免绣布出现褶皱；c. 一次取线长度不宜超过80 cm，过长容易打结，过短则会遗留过多的疙瘩。

（六）作业训练内容和作业训练强度的选择

同一个作业项目，以木工作业为例，有拉锯、刨削、研磨、捶打等作业，有用锯子、锤子、刨子等不同的工具，每种作业、每个工具都对患者的负荷程度和活动强度有要求，应根据患者身体的耐力情况，选择患者能承受的作业活动强度、时间和频率。此外，还要考虑作业治疗的体位、用具等多方面因素。

1. 作业训练内容的选择

根据患者的功能状态和治疗目标来从多种职业治疗技术中选择合适的项目。例如在周围损伤恢复的后期，达到治疗目标时改善患者手的精细协调活动能力。可从日常生活训练、职业治疗、园艺、工艺等不同治疗方面选择。从练习用筷子进食、系扣子、系鞋带、捡豆子、拧螺丝帽、搭积木、种花、编绳等不同的项目来进行作业训练，从而达到改善患者手的精细协调活动能力的目的。

2. 作业强度的选择

作业训练的强度可以通过以下因素进行调节：

（1）增加重量。通常采用两种方式来增加阻力：一是利用滑轮增加重量，例如常见的手指功能训练器，利用滑轮增加重锤来调节重量；二是增加患者肢体的负重，例如在直接将不同重量的沙袋固定于腕关节上的状态下，进行木钉盘的摆放运动。

（2）改变物品的尺寸或形状。安排患者进行拧螺丝工作时，根据患者功能障碍情况，螺丝既可以大到需要全手抓握，也可以小到需要用指尖捏才能拾起。陶艺作业中，搓粗的泥条和搓细的泥条对手部精细动作的要求不同。

（3）利用杠杆原理。要使杠杆平衡，作用在杠杆上的两个力大小跟它们的力臂成反比，即阻力臂越长，克服阻力使杠杆达到平衡所需的动力就越大，也就越费力，相反，阻力臂越短就越省力，这就是杠杆原理。这个原理经常应用在作业活动设计中。例如增加肩关节前屈的肌力时，在肘关节负重就比在腕关节负重省力。在铜板作业中，锤柄的长度不同或持锤或握柄的部位不同力量的消耗也不同。

（4）改变作业材料的质地或种类。统一作业活动，即使使用相同的工具，也会因使用材料的质地、种类不同其作业强度也各不相同。雕刻时随着纸、皮革和模板等材料质地逐渐变硬，对手部肌力的要求也逐步提高。在木工打磨作业活动中，使用粗粒砂纸就比使用细粒砂纸的阻力要大；拉锯作业时，使用的材料不同如杨木、松木、枣木等，其硬度不同阻力也有所区别。

（5）改变患者的体位。患者可以采取仰卧位、俯卧位、长坐位、跪坐位、立位来进行作业活动，不同体位对肢体关节和肌肉的作用不同，治疗师应根据患者的情况选择相应的体位。坐位套圈训练了肩关节的屈曲和坐位平衡，立位套圈是在训练肩关节屈曲的同时促进了立位平衡和患侧下肢的负重。

（6）改变工作台面的高度和物品的定位。患者肢体位置的运动角度与工作台面的高度和倾斜的角度以及物品的摆放位置密切相关。例如周围神经损伤患者在进行桌面擦拭工作时，工作台面向上倾斜的角度越大，肩关节屈曲的角度越大，对患者肢体分离运动控制的要求也越高。

（7）改变作业方式。作业方式不同会引出不同类型的肌肉活动。例如木钉盘挂在墙面上训练时可以训练肩关节的屈曲和肘关节的伸展，进行棋类活动时可以训练手指的捏力等。

（8）改变作业持续时间和频率。作业持续时间和频率也影响作业强度。轻强度的作业活动如桌面擦拭，持续的时间过长同样会使作业强度增加导致患者感觉疲累。作业治疗中作业时间长短与休息时间如何配合，也应根据患者周围神经损伤的情况来制定。

三、日常生活活动能力训练

日常生活活动能力对每个人都是至关重要的，对正常人来说，这种能力是习以为常的，但对于周围神经损伤患者来说，由于周围神经损伤造成肌肉弛缓、关节活动受限、感觉障碍，从而导致完成动作困难或精细活动受限，在家庭生活能力方面，进食、穿衣、如厕、系鞋带困难；在社会生活能力方面，学习、工作、参与文娱和游戏活动等方面受限，如书写、开车、购物困难等。周围神经损伤程度越重，对日常生活能力的影响越大。

（一）日常生活能力训练的目的

进行日常生活能力训练的目的是让患者无论是在家庭生活还是在社会生活中，都能够不依赖他人而独立生活，当患者经过努力能完成这些动作时，就可以对治疗建立信心，最终取得治疗的成功。

（二）日常生活能力训练的原则

（1）使用重量轻的物品、器皿或工具。

（2）使用辅助设备或适应方法替代丧失的功能。

（3）使用电动工具或用具。

（4）利用生物力学原则。①利用重力辅助；②运用杠杆原理，使动力臂＞阻力臂；③增加膜材料，使手握物品时所需要的力量较少。

（5）使用双手。

（6）保护感觉缺失的部位，避免出现擦伤、烫伤、碰伤及褥疮。

（7）用视觉代偿感觉障碍。

（8）运动水平与个人能力相适应。

（三）常用训练用具

（1）餐具、梳子、洗漱用品、各种训练用电器开关、各种训练用水龙头扳手等。

（2）自助具。各种日常生活活动用的自助器具，包括：①进食类，如把手加长、加粗的刀叉、勺子，上端加装弹簧的筷子，带负压吸盘的碗等；②穿衣类，如穿衣棒、系扣器、拉锁环等；③梳洗类，如有延长手柄并弯曲呈一定角度的梳子、有底座的指甲刀、带有负压吸盘的毛刷；④如厕、入浴类，如马桶加高的坐垫、助起式便器、长柄刷、安装了双环的搓澡巾；⑤厨房类，如特制切菜板、特殊的刀具等。

（3）有条件的康复设施中可以配备一些先进的设备，比如设立日常生活训练区域，包括可调的厨房、浴室、卫生间等设备，除了可以进行实际训练外，还可以为患者进行房屋改造提供数据。

（四）日常生活能力训练的分类

1. 基本日常活动的训练

训练包括穿脱衣物、个人卫生（如洗漱、沐浴、剪指甲、化妆等）、上厕所、准备食物、使用餐具进食、日常移动（床椅转移、坐站转换、步行、上下楼梯、体位转换等）等。如双上肢肌力下降的患者练习洗漱、用辅助用具帮忙进食，双下肢肌力减退患者训练洗澡、坐厕等。

2. **家务活动训练**

训练患者如何安排并进行家务活动，如烹饪、洗衣服、熨烫衣物、居家清洁、使用家电等，并指导患者如何省力以减少家务活动的能量消耗，教会患者如何利用代偿的方法或借助辅助器具进行家务活动，指导患者如何进行房屋或家用设施的改造以适应患者的功能水平等，使患者尽量达到家务活动的自理。

3. **文娱和游戏活动**

对周围神经损伤患者来说，保持精神心理的健康和社会活动正常与健康的身体具有同等重要的意义。通过文娱和游戏活动，不仅可以提高患者的肌力和耐力、改善肢体的协调性，还可以放松精神、消除抑郁焦虑的情绪，还能陶冶情操、发展患者的兴趣爱好，并且通过有选择的集体活动和游戏，提高患者的参与和交往能力。常用的文娱项目有唱歌、棋牌、绘画、球类活动等。

除了以上运动疗法外，职业性周围神经损伤患者还可采用药物治疗、神经肌肉电刺激治疗、传统中医治疗等其他治疗措施。周围神经损伤治疗常用药物有神经生长因子制剂、维生素B_1、维生素B_{12}、烟酸、辅酶A等神经营养药物，这些药物均可以应用于促进神经再生；神经肌肉电刺激疗法可以延缓病变肌肉的萎缩、抑制肌肉纤维化、改善动静脉循环，故也是周围神经损伤后的重要康复手段之一，其与传统中医针灸、按摩技术常结合应用于职业性周围神经损伤的临床康复。

（邓小峰、夏丽华）

第四节　康复整体护理

一、护理评估

（一）初始评估

1. 患者一般资料

（1）基本信息采集：包括年龄、性别、婚姻、职业史、既往史、家族史、过敏史及跌倒史、文化程度、家庭经济情况、住址、紧急联系人电话等。

（2）工作环境、职业防护措施及接触毒物名称。

（3）生活环境与生活习惯，是否吸烟嗜酒。

（4）入院方式（步行、轮椅或平车或其他），以判断呼吸困难的程度。

（5）日常生活自理（活动）能力，判断患者需要给予支持和帮助的程度，并可以动态观察康复后的效果。

2. **生理评估**

（1）患者基础生命体征、疼痛。

（2）神志和精神状况。

（3）体重和营养状况。

（4）评估四肢运动：嘱病人做各个关节的主动和被动运动，以便观察其活动范围，有无活动受限、疼痛等。

（5）四肢肌力及肌张力情况。

① 患者双手平放在身体两侧，前方无阻碍，暴露双腿。

② 如果患者清醒合作，检查者伸出中指和示指，让患者伸手紧握，感觉患者的握力，评定上肢肌力。检查者不易将手抽回，肌力为5级；容易将手抽回，肌力为4级。

③ 让患者尽量抬高下肢，检查者施予下压的阻力，评定下肢肌力。评定肌力时，注意比较左右两侧。肌力4级以下，评定标准上下肢相同。0级：用A表示；1～4级：用W表示，须描述具体几级，如"W/3+"；5级：用S表示；自发运动，用SP表示。

（6）有无深感觉缺失、感觉性共济失调、四肢远端感觉异常、感觉减退，足趾和手指末端出现针刺、麻木和烧灼感，走路不稳，步态蹒跚等。

（7）日常生活自理（活动）能力。

（8）跌倒或坠床风险。

（9）皮肤状况、二便状况、体位与睡眠等。

3. **心理评估**

（1）心理表现：有无常见心理情绪障碍，如焦虑、恐惧、抑郁、愤怒等。

（2）对疾病的认识：能否正确理解和遵医行为。

（3）对治疗康复的认识：是否有信心，顾虑的原因等。

（4）患者或家属教育：

①神经系统评估要求准确性较高，需要护患双方的充分信任与合作。

②评估过程中可能会对患者造成不适，但却可以及时发现患者的病情

变化。

③在评估过程中，需家属共同协助护士防止患者发生拔管、坠床、伤人等意外情况。

④指导家属：患者出现意识清醒程度下降，如难以唤醒、鼾声加重、大小便控制力下降和烦躁不安、剧烈头痛、呕吐等情况，及时告诉护士。

（二）持续评估

（1）生命体征。

（2）四肢肌力、肌张力、感觉障碍和活动能力。

（3）跌倒或坠床情况。

（4）精神症状、心理状况、对疾病的认识程度及治疗配合情况。

（5）心理状况：有无悲观、焦虑及对住院的顾虑等。

（6）日常生活自理（活动）能力。

（7）辅助检查：神经-肌电图。

二、运动训练护理

（一）运动功能评价及康复训练

1. 运动功能评价

采用布伦斯特伦（Brunnstrom）运动功能评价和Lovett肌力分级标准表。

2. 康复训练

包括床上自我辅助练习：翻身练习、练习床上排便及腹肌收缩、腹肌按摩锻炼、四肢按摩（被动）、深呼吸、咳嗽运动、股四头肌收缩运动，即大腿绷紧、腓肠肌被动挤压运动。

（二）急性期/活动期运动训练护理

1. 肢体各关节功能位的保持

周围神经病变患者，瘫痪肢体无力，用石膏、矫形器甚至毛巾将受损肢体的关节保持功能位，且患肢抬高。下肢髋关节保持伸直位，外侧放置枕头或沙袋以防髋外展、外旋，膝关节下可用软枕垫起，使两膝屈曲，踝关节处于90°中立位，用沙袋抵住，防止足下垂，保持踝关节功能位。将腕关节固定于背伸

20～30°功能位，防止垂腕。

2. 受损肢体的主被动运动

周围神经病变患者属运动神经元性瘫痪，且不伴肌张力增高称弛缓性瘫痪，又称软瘫、周围性瘫痪。由于肿胀、疼痛、不良肢位、肌力不平衡等原因，周围神经损伤后常出现关节挛缩和畸形，故受损肢体各关节早期应做全范围的被动运动，根据康复护理计划实施训练，每2 h一次被动翻身，按摩患肢手法宜轻柔、时间宜短，每天3～4次，由近向远依次按摩，每次15～30 min。若受损程度较轻，则进行主动运动，主动与被动地进行功能锻炼，可以改善血液循环，防止关节僵硬和肌肉萎缩。

3. 受损肢体肿痛的护理

抬高患肢，用弹力绷带包扎，患肢做轻柔的向心按摩与被动运动，超短波、热敷、温水浴、红外线等方法也可改善局部血液循环，促进水肿、炎症吸收，有利于促进神经再生。

4. 受损部位的保护

病损神经所分布的皮肤、关节的感觉丧失，无力对抗外力，易继发外伤。一旦发生创伤，由于创口常有营养障碍，治疗较难。因此，对受损部位应加强保护，如戴手套、穿袜子等。若出现外伤，可选择适当的物理方法，如紫外线、超短波、微波等温热疗法，但需慎重，避免造成感觉丧失部位烫伤。

（三）恢复期运动训练护理

急性期5～10 d，炎症水肿消退后，进入恢复期。早期的治疗护理措施仍可选择使用，此期的重点是促进神经再生，保持肌肉质量，增强肌力，促进运动、感觉功能恢复。

1. 肌力训练

受损神经支配肌肉肌力为0—1级时，进行被动运动、肌电生物反馈等治疗；受损神经支配肌肉肌力为2—3级时，进行助力运动、主动运动及器械性运动，但应注意运动量不宜过大，以免肌肉疲劳。随着肌力的增强，逐步减少助力；受损神经支配肌肉肌力为3+—4级时，可进行抗阻练习，以争取肌力的最大恢复。同时进行速度、耐力、灵敏度、协调性与平衡性的专门训练治疗。

2. 日常生活活动能力训练

进行肌力训练时，应注意结合日常生活活动训练，如上肢练习洗脸、梳头、穿衣等；下肢练习蹬自行车、踢球等。训练应逐渐增加强度和时间，以增强身体的灵活性和耐力。

3. 感觉功能训练

周围神经病损后，出现的感觉障碍主要有疼痛、感觉过敏、感觉减退等。开始时，采用患者能耐受的轻柔触觉刺激，待患者适应后，逐渐增加刺激强度，最终使患者能够耐受较强的触觉而不产生疼痛。感觉训练时间不宜过长，次数不宜过多，以每天训练10～15 min为宜。

（1）局部疼痛：有非手术疗法和手术治疗。前者包括药物（镇静、镇痛剂，维生素）、交感神经节封闭（上肢做星状神经节封闭、下肢做腰交感神经节封闭）、物理疗法（TENS、干扰电疗法、超声波疗法、磁疗、激光照射、直流电药物离子导入疗法、电针灸等）。对非手术疗法不能缓解者，可以选择手术治疗，而对保守治疗无效和手术失败者，可采用脊髓电刺激疗法。

（2）感觉过敏：采用脱敏疗法。皮肤感觉过敏是神经再生的常见现象。感觉过敏的脱敏治疗包括两方面：一是教育患者使用敏感区。告诉患者如果不使用敏感区，其他功能训练就无法进行，这种敏感是神经再生过程中的必然现象和过程。二是在敏感区逐渐增加刺激，具体方法：a. 漩涡浴。开始用慢速，逐渐再加做环形按摩。若有肿胀，可加快，15～30 min。b. 按摩。先在皮肤上涂按摩油，由远端向近端进行按摩。c. 用各种不同质地不同材料的物品刺激，如毛巾、毛毯、毛刷、沙子、米粒、小玻璃珠等。d. 叩击方法，如用叩诊锤、铅笔、橡皮头叩击敏感区以增加耐受力。

（3）感觉减退：在促进神经再生的治疗基础上，采用感觉重建方法治疗。先进行触觉训练，选用软物（如橡皮擦）摩擦手指掌侧皮肤、然后是振动觉训练。后期涉及对多种物体大小、形状、质地和材料的鉴别，可将一系列不同大小、不同形状、不同质地、不同材料制成的物体放在布袋中让患者用手触摸辨认，如钥匙、螺钉、回形针、扣子、硬币、橡皮块等。训练原则是由大物体到小物体，由简单物体到复杂物体，由粗糙质地到纤细质地，由单一类物体到混合物体。

（四）协助生活护理

根据患者日常生活自理能力测评，了解患者哪些属于无协助下可以做到的，哪些属于在有帮助的情况下可以做到的，哪些属于无论如何都做不到的，评估以后根据情况给予护理干预。鼓励患者做力所能及的日常生活，把日常用品放在患者就手的地方。加强饮食营养，适当增加优质蛋白质食物，增加维生素B族摄入。

（五）心理护理

周围神经疾病患者的心理康复目的，是要患者早期进入承认阶段，也就是早期得到平衡，适应承受或确认自己的失能状态，建立康复的自信心，再配合治疗，才能取得事半功倍的效果。常与患者沟通，了解其心理状况、思想顾虑，多劝导，多鼓励；详细解释中毒相关知识及治疗方案、预后，使其树立信心。

（六）健康宣教

1. 早期训练指导

（1）首先必须让患者认识到仅依靠医生和治疗师，不能使受伤的肢体功能完全恢复，患者应积极主动地参与治疗。

（2）早期在病情允许的情况下，进行肢体活动，以预防水肿、挛缩等并发症。

（3）周围神经病损患者常有感觉丧失，因此失去了疼痛的保护机制，无感觉区容易被灼伤或撞伤，导致伤口愈合困难。

（4）必须教育患者不要用无感觉的部位去接触危险的物体或负重，如运转中的机器、搬运重物。

（5）做饭、吸烟时易被烫伤。

（6）有感觉缺失的手要戴手套保护。

（7）无感觉区易发生压迫溃疡，夹板或石膏固定时应注意皮肤是否发红或破损，若出现石膏、夹板的松脱、碎裂，应立即去就诊。

2. 恢复期训练指导

（1）在运动功能恢复期，不使用代偿性训练，运动功能无法恢复时，再应用代偿功能，注意不能造成肢体畸形。

（2）伴有感觉障碍时要防止皮肤损害，禁止做过伸运动。

（3）如果挛缩的肌肉和短缩的韧带有固定关节的作用，应保持原状。

（4）作业训练应适度，不可过分疲劳。

3. 日常生活的康复指导

（1）指导患者学会日常生活活动技能，肢体功能障碍较重者，应指导患者改变生活方式，如单手穿衣、进食等。

（2）注意保护患肢，接触热水壶、热锅时，应戴手套，防止烫伤。

（3）外出或日常活动时，应避免与他人碰撞肢体，必要时佩戴支具保持患肢功能位。

（4）指导并鼓励患者在工作、生活中尽可能多用患肢，将康复训练贯穿于日常生活中，促进功能早日恢复。

三、作业训练护理

作业训练是指导并帮助患者参与选择性活动及恢复功能的重要康复内容，是患者从医院回归家庭正常生活，重返社会的桥梁。

（一）正确评估患者

根据功能障碍的部位与程度、肌力与耐力情况，围绕作业训练的目的，针对患者存在的问题，进行功能性作业治疗。由于无论选用哪种作业方法都会有某些抗阻力作用，因此尽量应用在健康情况下需两侧肢体参加的作业内容为好。随着肌力的好转，逐渐增加患肢的操作。

（二）合适的训练强度

受很多因素影响，如患者体力和脑力状况、体位和姿势、作业材料和用具、技巧、是否加用辅助用具等，须详细具体规定，并在疗程中根据患者适应性与治疗反应及时给予调整。强度安排与调整必须遵循循序渐进的原则，做好观察评定与记录。

（三）训练时间和频度

根据患者的具体情况和循序渐进的原则进行安排，一般每次20～40 min，每天1次。出现疲劳或不适等不良反应时应缩短时间，减少频度。

（四）作业训练的分析

选择作业活动前，首先要对作业活动的性质、特点、治疗作用等进行详细的分析，明确所选择的活动对病人的治疗作用。

1. 作业性质分析

分析作业是脑力的还是体力的，是否与病人的病情相适应。

2. 技能成分分析

（1）运动方面：运动的协调性和柔韧性、耐力等。

（2）感觉方面：视觉、听觉、触觉、本体感觉等。

（3）认知方面：定向力、记忆力、注意力、表达力、理解力、判断及计算力等。

（4）心理方面：独立性、顺应性、积极性、现实感、自制力、自尊心等。

（5）社会交往方面：集体精神、合作精神等。

3. 患者的功能状况分析

（1）患者的姿势与体位。

（2）关节运动方向和活动范围。

（3）肌肉收缩的方式。

（4）抵抗负荷能力。

（5）协调性和平衡能力。

（6）能否独立完成或需借助器具才能完成。

（五）适宜的作业训练方法

根据不同个体，选择对躯体、心理和社会功能起一定治疗作用的训练内容，各种作业内容在一定范围内允许患者挑选，自觉参加。原则是从小量到大量，循序渐进，不至于疲劳。

1. 按运动功能训练的需要选择

（1）肩肘屈伸功能训练：木工（砂磨、刨木、拉锯、打锤）、在台面上推动滚筒、推磨砂板、擦拭桌面、篮球运动等。

（2）腕指关节功能训练：油彩、绘画、和泥、和面、打乒乓球等。

（3）手指精细活动功能训练：编织、泥塑、捡拾珠子或豆子、打结、拼图、刺绣、弹琴、书法、打字等。

（4）髋膝屈伸训练：蹬自行车、上下楼梯等。

（5）足踝活动训练：脚踩缝纫机、脚踏风琴、蹬自行车等。

（6）增强肌力作业训练：拉锯、刨木、捏饺子、木刻、蹬功率自行车等。

2. 按心理及精神状况调整的需要选择

（1）为转移注意力：选择下棋、玩牌、游戏等趣味性活动。

（2）为镇静、减少烦躁：选择绘画、刺绣、编织等简单、重复性强的作业。

（3）为提高自信心：选择书法、雕塑、制陶等艺术性作业及手工艺作业。

（4）为宣泄过激情绪：选择锤打及重体力劳动等作业。

3. 按社会生活技能和素质训练的需要选择

（1）培养集体生活习惯和合群性，选择歌咏比赛、文艺晚会等集体性活动。

（2）培养时间观念、计划性和责任感，选择计件作业、计划工作等。

四、防跌倒护理

职业性周围神经病以周围神经损害为突出表现，常出现四肢感觉运动异常，为此做好患者安全护理尤为重要。

（一）跌倒风险评估

所有患者入院或转入时，均应进行跌倒风险评估

1. 针对跌倒风险评估总分≥45分的患者

首次评估后每天评估一次，并记录在护理记录单上。总分≤24分或住院期间未发生跌倒事件者，暂不需要持续评估；其他患者视具体情况进行评估，发生跌倒事件，应重新评估并记录。

2. 入院时针对所有的患者及家属

进行预防知识教育，科室必须有预防跌倒知识宣教内容，做好防范措施预防跌倒发生。佩戴手腕带进行识别，在患者床头悬挂"防跌倒"警示牌。每天进行跌倒风险评估，有针对性地落实各项预防跌倒措施。将患者列入交接班重点，班班交接。

3. 维持病室环境安全

（1）保持地面干爽。定时擦拭地面，用湿拖把拖地时，在潮湿处放置防滑标志。定时检查床边、洗手盆、厕所及浴室地面，保持干爽。破损或不平的地面需要立即维修。

（2）保持行人通道通畅。椅子、床、床头柜、物品按规定放置，不要妨碍通道。患者的鞋需整齐放在床边，勿妨碍通道。医疗仪器的电线需卷放好，

以免松散垂在地上，绊倒患者。厕所、走廊转角有足够的照明设备，保持足够的照明。

（3）正确选择家具及保持良好的功能。选用较重及重心较低的家具，减少翻倒或侧翻机会。选用有轮的家具，必须附有良好的制动功能。选用合适高度的床及椅，如有缺损，需尽快维修。常用物品就近摆放，便于患者取用。

（4）厕所或浴室安装手柄，并定期检查扶手的稳固性。浴室地面使用防滑垫或铺防滑地砖，保持地面干燥。厕所浴室的开关在近房间的门口。

（二）提供安全医护程序

（1）入院即日向患者及家人介绍入院须知及病室安全守则，请家人自备患者需使用用品，如眼镜、合适的鞋、助行器。

（2）安排高危的患者邻近护士站，以方便观察。

（3）选用合适的座椅，需要时加上安全带。

（4）扶抱患者前，先评估及选用安全扶抱法。

（5）运送患者时需加安全带及床上护栏。

（6）患者"呼叫器"响时，尽快作出回应。

（7）指导陪护者使用正确的陪护方法。

（8）适当使用床边护栏，必要时使用约束带或专人看护。

（三）跌倒报告处理

（1）患者发生跌倒时，护士应立即赶到现场，安抚患者，初步评估伤情和病情，简要了解事件发生经过，通知经管医师或值班医生，并协助医生进行诊治。

（2）护士在护理记录单上详细记录患者跌倒情况，包括发生时间、地点、原因、伤情及病情评估，处理经过及结果等。

（3）患者发生跌倒后，医护人员应将情况告知家属，必要时来院观察、确认。对于不需要做特殊处理的患者，根据情况继续观察；对严重损伤患者，需严密观察，积极治疗，减少或降低不良后果，同时做好患者和家属的安抚工作，详细交接班。

（章一华）

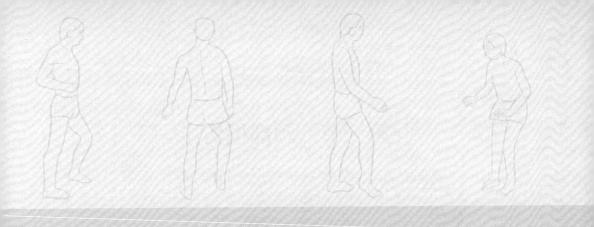

第四章

工作相关肌肉骨骼疾患运动康复

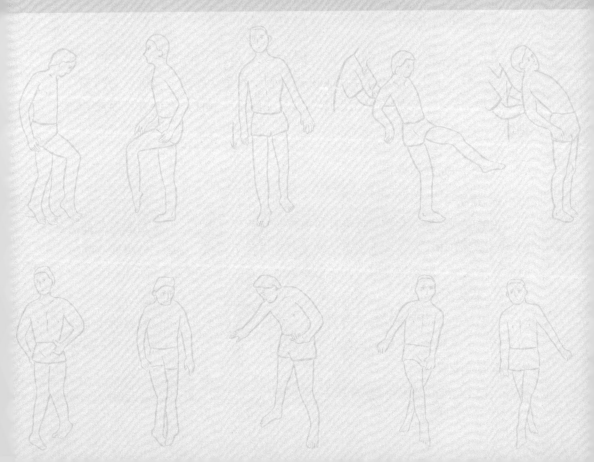

第一节　颈部损伤

一、病因

颈部肌肉骨骼疾患的诱发因素很多，如慢性劳损、不良的睡姿、不当的工作姿势、不当的锻炼、头颈部外伤、咽喉部炎症、寒冷潮湿的气候、颈椎先天畸形、发育性椎管狭窄等。颈椎间盘退行性改变及由此继发的椎间关节退变是本病的发病基础。在颈椎退变过程中，首先改变的是椎间盘，然后累及关节突关节和钩椎关节。人的颈椎间盘变性从20岁就可能开始，30岁以后退变明显，随着其累积性损伤，椎间盘的纤维环变性、肿胀、断裂，使裂隙形成，导致椎间盘膨出或突出，椎间隙变窄。

二、临床表现

重点了解患者职业及工作姿势、生活习惯，是否从事长期低头或长时间保持一个姿势的工作，常见患者的职业有会计、作家、秘书、司机、厨师等；生活习惯与爱好，有没有经常卧床看书、睡高枕或低枕，有没有颈项部运动损伤。

（一）颈型颈椎病

1. 症状

主要表现为颈项强直、疼痛，可有整个肩背疼痛发僵，约半数患者颈部活动受限或强迫体位。少数患者可出现反射性肩臂手疼痛、胀麻，咳嗽或打喷嚏时症状不加重。颈部活动时可闻关节响声。

2. 临床检查

可见颈椎活动受限，颈椎旁肌、T_1—T_7椎旁或斜方肌、胸锁乳突肌压痛，冈上肌、冈下肌也可有压痛。X线片正常体位（正、侧位）一般无异常，或可有颈椎曲度变直。

（二）神经根型颈椎病

1. 症状

颈痛和颈部发僵常是最早出现的症状。有些患者还有肩部及肩胛骨内侧缘疼痛；上肢放射性疼痛或麻木，患侧上肢感觉沉重、握力减退，有时出现持物坠落；晚期可以出现肌肉萎缩。这种疼痛和麻木沿着受累神经根的走行和支配区放射，具有特征性，因此称为根性疼痛。疼痛或麻木可以呈发作性，也可以呈持续性；有时症状的出现与缓解和患者颈部的位置和姿势有明显关系；颈部活动、咳嗽、打喷嚏、用力及深呼吸等，可以造成症状的加重。

2. 临床检查

查体可见颈部僵直、活动受限；患侧颈部肌肉紧张，棘突、棘突旁、肩胛骨内侧缘以及受累神经根所支配的肌肉压痛；C_6神经根受累时拇指痛觉减退，肱二头肌肌力减弱，肱二头肌反射减弱或消失；C_7或C_8神经根受累则中、小指痛觉减退，肱三头肌肌力减弱，握力差，手内在肌萎缩，肱三头肌反射消失；C_5神经根受累时，前臂外侧痛觉减退，三角肌肌力减弱。椎间孔挤压试验（压头试验）及臂丛神经牵拉试验常出现阳性；X线片可出现颈椎生理曲度异常、椎间孔狭窄、钩椎关节增生等。

（三）脊髓型颈椎病

1. 症状

下肢无力。双腿发紧、抬步沉重感，渐而出现跛行、易跪倒、足尖不能离地、步态拙笨等。

肢体麻木。主要由于脊髓丘脑束受累所致。出现一侧或双侧上肢麻木、疼痛，双手无力、不灵活，写字、系扣、持筷等精细动作难以完成，持物易落。躯干部出现感觉异常，患者常感觉在胸部、腹部或双下肢有如皮带样的捆绑感，称为"束带感"。同时，下肢可有烧灼感、冰凉感。

膀胱和直肠功能障碍。如排尿无力、尿频、尿急、尿不尽、尿失禁或尿潴留等排尿障碍，大便秘结，性功能减退。

2. 临床检查

颈部多无体征，上肢或躯干部出现节段性分布的浅感觉障碍区，深感觉多正常，肌力下降，双手握力下降；四肢折刀样肌张力增高；反射障碍，肱二头肌反射、肱三头肌反射和桡反射、下肢的膝反射和跟腱反射早期活跃，后期减弱和消失；髌阵挛和踝阵挛阳性；病理反射阳性，以霍夫曼（Hoffmann）反射阳性率为高，其次是髌、踝阵挛及巴宾斯基（Babinski）征；浅反射如腹壁反射、提睾反射减弱或消失；屈颈试验阳性；X线片可见椎管有效矢状径减小、椎体后缘明显骨赘形成、后纵韧带骨化等征象。

（四）椎动脉型颈椎病

1. 症状

发作性眩晕，复视伴有眼震；有时伴随恶心、呕吐、耳鸣或听力下降，这些症状与颈部位置改变有关；下肢突然无力猝倒，但是意识清醒，多在头颈处于某一位置时发生；偏头痛常因头颈部突然旋转而诱发，以颞部为剧，多呈跳痛或刺痛，一般为单侧；偶有肢体麻木、感觉异常；可出现一过性瘫痪，发作性昏迷。

2. 临床检查

患者头部转向健侧时头晕或耳鸣加重，严重者可出现猝倒；X线片可见钩椎关节增生、椎间孔狭小（斜位片）或颈椎节段性不稳。

（五）交感神经型颈椎病

1. 症状

头部症状如头晕或眩晕、头痛或偏头痛、头沉、枕部痛，睡眠欠佳、记忆力减退、注意力不易集中等，偶有因头晕而跌倒者；眼部症状如眼胀、干涩、视力变化、视物不清等；耳部症状有耳鸣、听力下降、鼻塞、咽部异物感、口干、声带疲劳等；胃肠道症状有恶心、呕吐、腹胀、腹泻、消化不良、嗳气以及咽部异物感等；心血管症状有心悸、胸闷、心率变化、心律失常、血压变化等；神经症状有面部或某一肢体多汗、无汗、畏寒或发热，有时感觉疼痛、麻木但不按神经节段或走行分布。

2. 临床检查

颈部活动多正常，有棘突位移征、颈椎棘突间或椎旁小关节周围的软组织压痛，膝反射活跃等。有时还可伴有心率、心律、血压等的变化。

（六）混合型颈椎病

在实际临床工作中，混合型颈椎病也比较常见。常以某一类型为主，其他类型不同程度地合并出现，病变范围不同，其临床表现也各异。

三、诊断与治疗

（一）诊断

必须同时具备下列条件方可确立颈椎病的诊断：具有颈椎病的临床表现；影像学检查显示颈椎间盘或椎间关节有退行性改变；有相应的影像学依据，即影像学所见能够解释临床表现。

（二）各分型的诊断标准

1. 颈型颈椎病

患者主诉枕部、颈部、肩部疼痛等异常感觉，可伴有相应的压痛点；影像学检查结果显示颈椎退行性改变；除外其他颈部疾患或其他疾病引起的颈部症状。

2. 神经根型颈椎病

具有较典型的神经根症状（手臂麻木、疼痛），其范围与颈脊神经所支配的区域一致，体检示压颈试验或臂丛神经牵拉试验阳性；影像学检查所见与临床表现相符合；除外颈椎以外病变（胸廓出口综合征、网球肘、腕管综合征、肩周炎、肱二头肌腱鞘炎及肺尖部肿瘤等）所致以上肢疼痛为主的疾患。

3. 脊髓型颈椎病

临床上出现典型的颈脊髓损害的表现，以四肢运动障碍、感觉及反射异常为主；影像学检查所见有明确的脊髓受压征象，并与临床症状相应；除外肌萎缩侧索硬化症、椎管内占位、急性脊髓损伤、脊髓亚急性联合变性、脊髓空洞症、慢性多发性周围神经病等。

4. 其他型颈椎病

该分型涵盖既往分型中的椎动脉型、交感型颈椎病。临床表现为眩晕、视物模糊、耳鸣、手部麻木、听力障碍、心动过速、心前区疼痛等一系列交感神经症状。体检可出现旋颈试验阳性；影像学表现为X线片显示节段性不稳定，MRI可表现为颈椎间盘退变；除外眼源性、心源性、脑源性及耳源性眩晕等其他系统疾病。

（三）治疗

目前临床对于颈椎病的治疗分手术疗法与非手术疗法两类。手术疗法无法长期控制颈椎病患者的慢性疼痛症状，绝大多数患者治疗的基本原则都应遵循先保守，无效后再手术这一基本原则，这不仅是由于手术本身所带来的痛苦和易引起损伤及并发症，更为重要的是颈椎病本身绝大多数可以通过非手术疗法使其停止发展、好转甚至痊愈。

1. 非手术治疗

非手术疗法包括适当卧床休息、颈围佩戴、物理因子治疗、运动疗法、手法治疗、颈椎牵引、健康宣教、心理干预、药物治疗等。

2. 手术治疗

只有极少数病例，神经、血管、脊髓受压症状进行性加重或反复发作，严重影响工作和生活，才需手术治疗。颈椎病手术后康复治疗的跟进工作至关重要。上述的非手术治疗方法除有治疗禁忌证者（如有金属内植物不能超短波治疗等）外均可使用。只有坚持正确的姿势和肌力训练等才可以保证手术治疗的效果和功能恢复。

四、运动康复评定

（一）颈椎的活动范围测定

颈椎的屈曲与伸展的活动度，寰枕关节占50%，旋转度寰枢关节占50%，所以，上颈椎的疾病最易引起颈椎活动度受限。神经根水肿或受压时，颈部出现强迫性姿势，影响颈椎的活动范围。

1. 旋转

嘱患者在尽可能舒服的情况下向一侧转头，然后再向另一侧转头。旋转的范围约70°。肌紧张定位明确提示肌肉张力增高，疼痛弥散提示软组织受刺激或炎症，局限性剧痛提示关节突综合征或关节囊受刺激。

2. 伸展

嘱患者在尽可能舒服的情况下向上看。在颈椎主动伸直过程中，患者应能在感觉很舒服的情况下看到天花板。伸展使关节突关节间隙及椎间孔截面积减小，如果存在关节突关节固定或关节囊刺激，则会引发局限性疼痛。伸展时枕骨下肌群紧张，会引起枕骨下区疼痛；如果颈前肌群已受损，则会引起颈前区疼痛。肩头区或肩胛区的牵涉痛提示关节受刺激。臂或手相应皮节的牵涉剧痛提示神经根疾患。

3. 屈曲

嘱患者在尽可能的情况下屈头至前胸部。在颈椎主动屈曲时，下颌与前胸间有两个手指尖宽的距离属于正常范围。屈曲时，椎骨关节突关节张开，使关节疾患得到缓解。然而，屈曲会拉伸包括颈椎伸肌与斜方肌在内的颈背部与肩部的肌肉，引起牵拉感和疼痛。

4. 侧屈

嘱患者使耳朵尽可能地向肩部靠。正常侧屈范围约45°，即头与肩成直角的一半。侧屈时同侧疼痛通常提示关节疾患，对侧疼痛或紧张通常提示肌肉损伤或肌张力增加。侧屈使同侧关节突关节间隙和椎间孔截面积减小，可引发肩头的弥散性牵涉痛。如果有关节刺激，则疼痛可牵涉至肩胛区。若有神经根刺激，侧屈可引发臂或手相应皮节的剧痛、麻木或麻刺感。颈部侧屈受限则提示关节囊纤维化或退变性关节病。

（二）肌力的测定

1. 徒手肌力评定

以徒手肌力评定法对易受累及的肌肉进行肌力评定，并与健侧对照。常评定的肌肉有：冈上肌（冈上神经C_3）作用为外展、外旋肩关节；三角肌（腋神经C_5、C_6）作用为屈曲、外展、后伸、外旋、内旋肩关节；胸大肌（胸内、外神经$C_5 \sim T_1$）作用为肩关节屈曲、内收、内旋；肱二头肌（肌皮神经C_5、C_6）作用为肘关节屈曲、前臂旋后；肱三头肌（桡神经C_5、C_6）作用为肘关节伸展；伸腕肌（桡神经C_6、C_7）作用为腕关节伸展；骨间肌（尺神经$C_8 \sim T_1$）作用为手指内收、外展。

2. 握力测定

使用握力计进行测定，测试姿势为上肢在体侧下垂，用力握2～3次，取最大值。反映屈指肌肌力，正常值为体重的50%。

（三）感觉和反射的测定

1. 感觉检查

痛觉改变及肌萎缩根性病变时病人浅部痛觉改变和肌萎缩体征局限于相应

的皮节和肌节。多数病人表现为颈肩部及上肢肌肉呈轻度肌力减弱和肌萎缩。

2. 上肢腱反射检查

主要检查肱二头肌及肱三头肌腱反射。支配肱二头肌的主要神经为L_6神经，肱三头肌为L_7神经。在早期病变，这些神经根如受到刺激可呈现腱反射活跃，损害性病变则腱反射减退或消失。

3. 病理反射检查

常用的病理反射检查有霍夫曼征、罗索利莫（Rossolimo）征、巴宾斯基征等。在进行病理反射检查时，要注意观察深、浅反射是否同时有异常，对于霍夫曼征，要注意少数正常人也可出现阳性，只有明显的阳性或两侧不对称时，才具有临床意义。

（四）肌电图的测定

肌电图有助于鉴别神经源性还是肌源性肌肉萎缩。颈椎病发病时并不是所有的节段同时受压迫，判断出哪一节段受压，对于治疗有极大的帮助，根据各神经支配区域不同，表现在肌电图上的神经、肌肉异常信号不同，可以判断神经受压迫的节段，了解神经损伤的部位、范围、程度和再生情况。对于进行了体格检查和MRI检查后，不能确诊是否患有神经根型颈椎病的病人，可采用肌电图检查，并且该方法具有无创伤、可连续多次进行动态观察的特点，可作为软组织损伤的早期诊断手段之一。

（五）影像学的测定

1. X射线检查

X射线检查是诊断颈椎损伤及某些疾患的重要手段，也是颈部最基本最常用的检查技术。X线平片可为判断损伤疾患的严重程度、治疗方法选择、治疗评价等提供影像学基础。常拍摄全颈椎正侧位X线片，颈椎伸屈动态侧位X线片，斜位摄片，必要时拍摄$C_1 \sim C_2$开口位X线片和断层X线片。正位X线片可见钩椎关节变尖或横向增生、椎间隙狭窄；侧位X线片见颈椎序列改变、反曲、椎间隙狭窄、椎体前后缘骨赘形成、椎体上下缘骨质硬化、发育性颈椎管狭窄等；过屈、过伸侧位X线片可有节段性不稳定；左、右斜位X线片可见椎间孔缩小、变形，并可分析椎间孔变形狭窄的原因是椎体缘增生所致还是关节突移位所造成，有利于采用相应的治疗措施。有时还可见到在椎体后缘有高密度的条状阴影即颈椎后纵韧带骨化。

2. CT检查

可以显示椎间盘突出的位置、大小，椎管的有效矢状径，关节突增生的程度，神经根压迫的情况，以及后纵韧带、黄韧带肥厚或骨化对椎管的侵占程度；脊髓造影配合CT检查可显示硬膜囊、脊髓和神经根受压的情况。

3. MRI检查

可以清晰地显示出椎管内、脊髓内部的改变及脊髓受压部位和形态改变，对于颈椎损伤、颈椎病及肿瘤的诊断具有重要价值。当颈椎间盘退变后，其信号强度亦随之降低，无论在矢状面或横断面，都能准确诊断椎间盘突出。MRI在颈椎疾病诊断中，不仅能显示椎间盘突出向后压迫硬脊膜囊的范围和程度，而且尚可反映脊髓损伤后的病理变化。脊髓内出血或实质性损害一般在T2加权图像上表现为暗淡和灰暗影像。而脊髓水肿常以密度均匀的条索状或梭形信号出现。

（高杰）

五、运动康复治疗

颈椎运动康复通常包含颈椎松动训练、颈椎灵活性训练、颈椎协调性训练、颈椎力量训练。我们需要根据患者的机体结构及功能状态分期，为不同时期的患者设计不同的训练方案。例如早期会以神经松动或灵活性训练的介入为主，中期会以协调性训练为主，后期才会介入力量训练。人体组织的愈合需要时间的积累，分期介入不同的训练内容意义在于充分考虑机体组织的愈合规律的同时，安全有效快速地恢复机体功能状态。

（一）神经松动训练

1. 正中神经松动

直立姿势，肩部略向后，头部向前。使用患侧手臂，手臂向一侧伸直，手掌朝上。弯曲手臂做类似于健美运动员展示肱二头肌的姿势。慢慢伸直手臂，伸展患者的手掌（面朝上）。患者应该能感觉到手臂内侧有点伸展。在伸直（弯曲）肘部的同时，慢慢地将头歪向另一侧肩膀。继续伸直肘部，直到舒服为止。如果患者开始感到疼痛或麻木，回到起始姿势，只在一个舒适的范围内进行锻炼。如果患者的双臂都有症状，换另一边，重复10～20次，见图4-1。

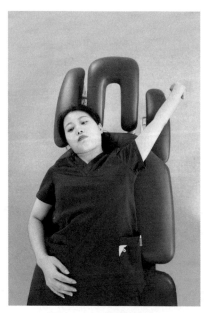

图4-1 正中神经松动

2. 尺神经松动

患者前臂旋前，肘部抬起，举起手臂，手掌贴于同侧脸部。与之前的练习一样，只在舒适的范围内进行。重复10～20次，见图4-2。

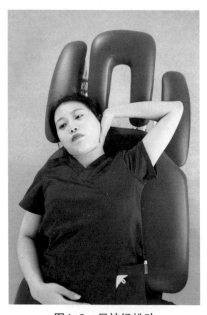

图4-2 尺神经松动

3. 桡神经松动

仰卧位，下压肩带，再轻轻外展肩关节，将肘关节伸直，内旋手臂并旋前前臂，再加上腕关节、手指、大拇指屈曲，最后再将腕关节尺侧偏移，完全牵拉的姿势包括颈部向对侧侧屈。重复10～20次，见图4-3。

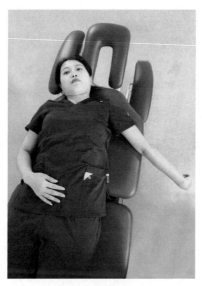

图4-3　桡神经松动

4. 松动带关节松动术

站位或坐位，双手抓住专用的松动带或毛巾的两端，将松动带或毛巾抵住想要松动的颈椎节段，双手向鼻尖方向用力，使颈椎有向前的作用力的同时，缓慢做抬头、低头、侧屈及旋转的动作。注意头部转动时，双手的用力方向要始终朝向鼻尖。每个方向做10～20次，有疼痛时停止动作，见图4-4。

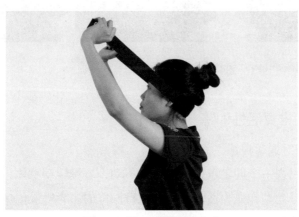

图4-4　松动带关节松动术

5. 颈椎关节自我松动

反向骑跨座椅，肘撑椅背，手指支撑下颌，头部前倾。向左转动头部，眼睛看向左上45°，停留2s后回位。再向右转动头部，眼睛看向右上45°停留2 s后回位。左右各10次为一组，重复2～3组，见图4-5。

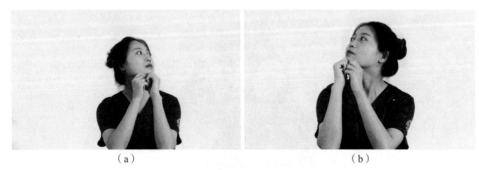

（a） （b）

图4-5 颈椎关节自我松动

6. 麦肯基颈椎间盘回纳训练

端坐于靠背椅上，背部紧贴椅背，收下颌后慢慢仰头达最末端，持续10 s。缓慢向左、向右转动头部。左右各10次为一组，重复2～3组，见图4-6。（头晕、手臂麻木者慎用。）

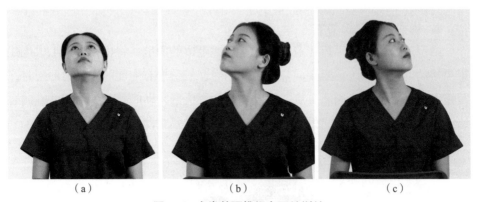

（a） （b） （c）

图4-6 麦肯基颈椎间盘回纳训练

（二）颈椎灵活性训练

1. 颈椎相对运动训练

站立位，目视一个固定点，保持颈椎不动，缓慢转动身体，使颈椎做出相对旋转的动作，此动作尤为适合术后可进行锻炼的患者以及因疼痛、僵硬等症状而不敢直接旋转颈椎的患者，见图4-7。

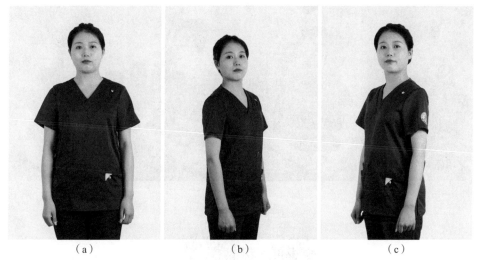

（a）　　　　　　　　　（b）　　　　　　　　　（c）

图4-7　颈椎相对运动训练

2. 颈椎多方向自主运动训练

佩戴好激光头灯，面对墙面，墙上画上"米"字或其他特殊线条。挺胸收腹沉肩，保持收下颌的姿势，缓慢转动头部，使激光点随着既定线条轨迹移动，见图4-8。

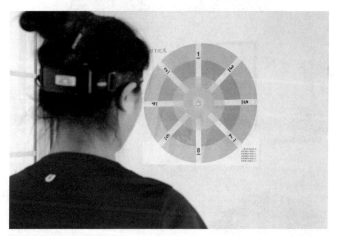

图4-8　颈椎多方向自主运动训练

3. 悬吊自主运动训练

①仰卧位，枕在头部悬吊带上，保持收下颌姿势，缓慢左右侧屈颈椎或旋转颈椎至最大活动范围，可在活动末端保持1～2 s，10～20次为一组，见图4-9。

②侧卧位，枕在头部悬吊带上，保持收下颌姿势，缓慢屈伸颈椎至最大活动范围，可在活动末端保持1～2 s，10～20次为一组，见图4-10。

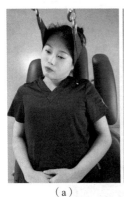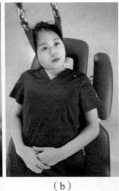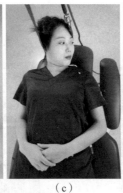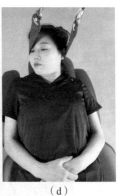

（a）　　　　　　（b）　　　　　　（c）　　　　　　（d）

图4-9　仰卧位

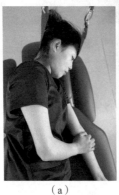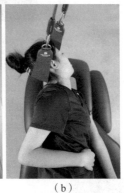

（a）　　　　　　　　（b）

图4-10　侧卧位

4. 猫弓训练

双膝、双手支撑地面，头、背、腰、臀部保持直线。低头、弓背、弓腰至最大幅度，维持2 s后，抬头、挺胸、挺腹靠近地面，反复缓慢交替进行，10～15次为一组，重复3～5组，见图4-11。

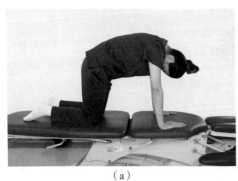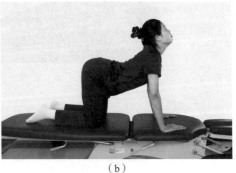

（a）　　　　　　　　　　　　　　（b）

图4-11　猫弓训练

（三）颈椎协调性训练

1. 颈肩部肌群协调性训练

站立位，双臂外展伸直，拇指朝上，收下颌后眼睛看向右手，同时右前臂旋前使拇指朝下，停留2 s，头转回，右手臂同时复位。头向左侧旋转，同时左前臂旋前使拇指朝下，停留2 s，头转回，左手臂同时复位。左右重复各10次为一组，重复3~5组，见图4-12。

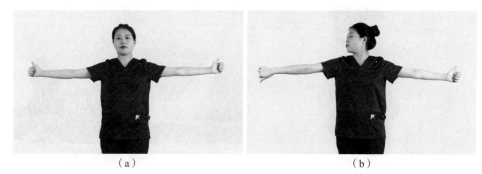

（a） （b）

图4-12 颈肩部肌群协调性训练

2. 收缩下颌训练

坐位，腰部挺直，收下颌使头部后移，颈部感受紧绷感，每组持续5 s，重复3~5组，见图4-13。

3. 仰卧收下颌训练

仰卧时，像上一个练习一样做缩下巴动作，但不要低头看胸部。从这个姿势开始慢慢抬起头部，离开床/地板（无论你在什么表面），抬高6~10 cm。保持在此位置5 s，然后返回起始位置。从10次重复开始，逐渐增加到20~30次，保持正常呼吸，见图4-14。

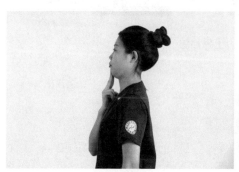

图4-13 收缩下颌训练

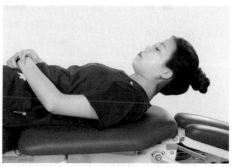

图4-14 仰卧收下颌训练

4. 头部顶物训练

坐位或站位，保持收下颌姿势，头顶部放置一书本，保持书本平稳不掉落，能保持稳定后可轻微缓慢转动头部并使书本不掉落，见图4-15。

5. 压力控制训练

仰卧，将压力气囊置于颈椎处，收下颌使压力计维持在指定压力值，维持时间5 s、10 s、20 s不等，重复10～20次，见图4-16。

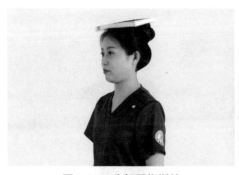
图4-15　头部顶物训练

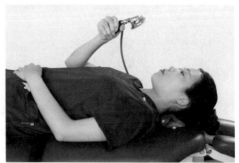
图4-16　压力控制训练

6. 飞力士棒训练

双手握住飞力士把手，头颈部保持收下颌姿势，收腹提臀，有节律地晃动飞力士棒，可向前后，或左右等不同方向晃动，使其两头晃动起来，晃动的同时，颈椎可配合做屈伸、旋转动作。维持30 s，做3～5组，见图4-17。

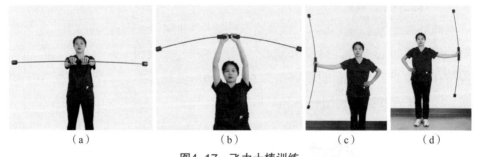

（a）　　　　　　　（b）　　　　　　　（c）　　　　　（d）

图4-17　飞力士棒训练

（四）颈部力量训练

1. 颈屈肌群力量训练

仰卧位，头枕于训练垫上，收下颌感受颈部向地面靠拢。停顿2 s后，保持收下颌状态，抬头至双眼看到脚尖，保持15～30 s，见图4-18。

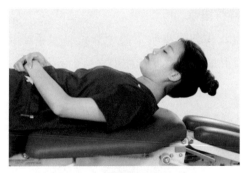

图4-18 颈屈肌群力量训练

2. 颈部侧屈肌群抗阻训练

侧卧位，保持下半身稳定。收下颌的同时，缓慢侧屈颈部，使颈椎恢复中立位，在活动末端维持1~2 s，10~20次为一组，重复3~5组，见图4-19。

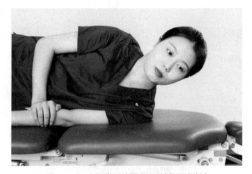

图4-19 颈部侧屈肌群抗阻训练

3. 沙袋颈伸肌群抗阻练习

膝跪位，头部置一小沙袋，缓慢抬头及低头，10~20次为一组，重复3~5组，见图4-20。

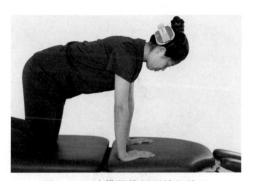

图4-20 沙袋颈伸肌群抗阻练习

4. 徒手颈部肌群抗阻练习

①坐位或站立位，头部保持收下颌中立位，双手交叉叠掌置于枕后，并向前用力，头部要用力抵抗阻力保持在中立位，动作维持3～5 s，重复10～20次，见图4-21。

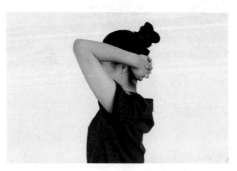

图4-21　置于枕后

②左手置于左侧颞部，向右方用力，头部抵抗阻力保持在中立位，动作维持3～5 s，重复10～20次，见图4-22。

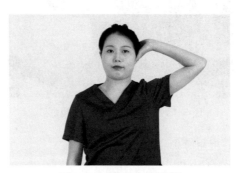

图4-22　置于左侧颞部

③将右手置于右侧颞部，向左方用力，头部抵抗阻力保持在中立位，动作维持3～5 s，重复10～20次，见图4-23。

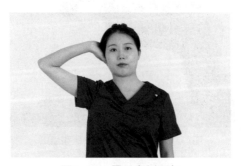

图4-23　置于右侧颞部

5. 弹力带颈部肌群抗阻练习

①弹力带U形包裹头部，双手于距离额头一拳处紧握弹力带，缓慢伸直双手，保持颈部中立位，与之对抗。手臂伸直后保持抗阻15 s后缓慢收回放松，重复3～5次，见图4-24。

②弹力带U形包裹头部，右手于距离额头一拳处紧握弹力带，缓慢伸直右手，保持颈部中立位，与之对抗。手臂伸直后保持抗阻15 s后缓慢收回放松，重复3～5次，见图4-25。

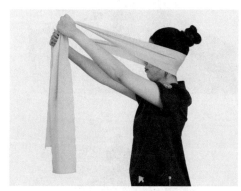 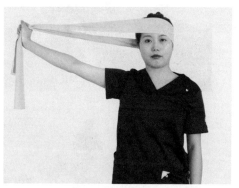

图4-24　双手　　　　　　　　　　　图4-25　右手

③弹力带U形包裹头部，左手于距离额头一拳处紧握弹力带，缓慢伸直左手，保持颈部中立位，与之对抗。手臂伸直后保持抗阻15 s后缓慢收回放松，重复3～5次，见图4-26。

④弹力带交叉包裹头部，双手分别紧握一端弹力带，缓慢伸直左手，保持颈部中立位，与之对抗。手臂伸直后保持抗阻15 s后缓慢收回放松，缓慢伸直右手，保持颈部中立位，与之对抗。重复3～5次，见图4-27。

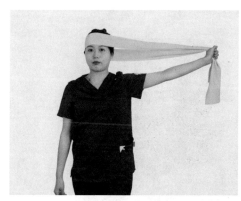 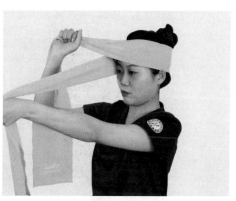

图4-26　左手　　　　　　　　　　　图4-27　交叉

6. 肩背部肌群功能训练

俯卧训练垫上，双上肢位于体侧，双下肢伸直平放垫面。腰背部用力将上身抬离垫面，双手臂伸直分别在体侧，肩水平外展，肩外展屈肘，水平前伸四种体位下保持15 s，要求下颌收紧，头部与背部保持直线，动作连贯，重复3～5组。见图4-28。

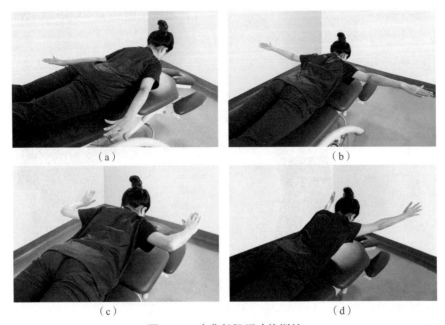

图4-28　肩背部肌群功能训练

7. 缆柱颈肩部功能训练

坐位，双手握紧把手，保持收下颌姿势，挺胸收腹，双上臂打开举平，双手缓慢抬起，使肩关节做出外旋动作，在末端维持1～2 s后，缓慢恢复原位。10～20次为一组，重复3～5组。由低负荷开始训练。见图4-29。

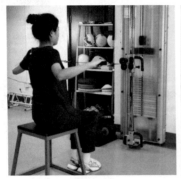
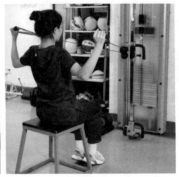

图4-29　缆柱颈肩部功能训练

8. 俯身哑铃飞鸟训练

站立俯身位，手握哑铃，保持收下颌姿势，收腹，胸背部保持一条直线，缓慢向两侧抬起手臂至水平位后端维持1～2 s后，缓慢恢复原位。10～20次为一组，重复3～5组。由低负荷开始训练。见图4-30。

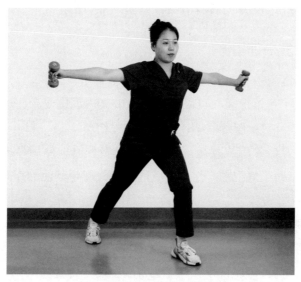

图4-30　俯身哑铃飞鸟训练

（刘文荣）

六、康复护理

（一）康复护理评估

评估颈椎的活动范围、肌力、感觉、疼痛、平衡、协调能力。评估患者的教育程度、家庭经济状况及照护人员的配合情况，了解患者对疾病的认识及理解程度，情绪、精神及心理状况，康复意愿及配合程度。

（二）康复护理原则及目标

1. 康复护理原则

循序渐进、个体化原则（年龄、康复意愿、认知等），缓解症状、加强颈部肌肉力量，纠正不良姿势，避免生活意外及运动损伤；预防并发症，加强ADL训练。

2. 康复护理目标

（1）近期目标：减轻疼痛、掌握日常生活活动的方法并运用，配合完成康复训练。

（2）远期目标：患者恢复日常生活能力，患者掌握日常运动的方法及注意事项，能坚持长期做医疗体操，有效预防颈椎损伤。

（三）康复护理措施

1. 急性损伤

（1）疼痛：颈椎保暖，可以通过热毛巾、热水袋或者搓热掌心对后颈部进行局部热敷，有效缓解疼痛感；注意防止烫伤。

（2）指导佩戴颈围或颈托：颈椎病急性发作时，使用颈托可以起到制动和保护作用，有助于组织的修复和症状的缓解，配合其他治疗方法同时进行，可巩固疗效，防止复发。

2. 慢性损伤

（1）指导患者使用合适的枕头：枕头主要填充在后脑勺到肩膀这部分空隙，合适高度的枕头可以让颈椎保持正常的生理弯曲度。

（2）保持良好的睡姿：良好的睡姿对脊柱的保健十分重要。总体来说，只要不影响和不加重心脏负担，不引起头颈部和脊柱的变形，能够放松肌肉，有利于休息的睡姿都是合理的。

（赵琳莉）

第二节　腰部损伤

腰部损伤（waist injury）是指重复性运动、外力作用、不良姿势所致的背部疼痛症状使腰部活动受限和不适。根据致病原因分为"突发的急性损伤"和"长期的慢性损伤"。腰椎是脊柱负重量较大，活动又较灵活的部位，支持人体上半身的重量，能做前屈、后伸、侧屈、旋转等各个方向的运动，在身体各部运动时起枢纽作用，成为日常生活和劳动中活动最多的部位之一。因此，腰部的筋膜、肌肉、韧带、小关节突、椎间盘等易于受损，产生一系列腰部损伤的疾患。

一、病因

腰痛的病因尚不明确，其产生主要受职业因素、肌肉失衡与不良姿势、腰椎稳定性控制障碍、心理社会因素及个人因素（年龄、肥胖、吸烟、饮酒）等因素影响。腰痛的原因主要有：a.外力损伤，如扭伤、挫伤所引起的局部损伤、出血、水肿、粘连、肌肉痉挛和骨折等；b.习惯性姿势不良或长时间处于某一固定体位，致使一侧或两侧肌肉持续收缩而得不到舒张，筋膜及韧带产生过度疲劳；c.骶椎隐性裂、腰椎隐性裂、骶椎腰化、腰椎骶化、第5腰椎横突与髂骨形成假关节等先天畸形；d.由于深部组织疾患（如韧带、肌肉、关节囊）所引起的疼痛；e.腰椎间盘、腰椎组织结构的退行性改变；f.天气、温度、湿度的变化，疲劳，精神过度紧张，肥胖，体力不足及情绪低落等诱发因素。

二、临床表现

本病多发生在20～40岁的青壮年，男性多于女性，常有腰部扭伤史。反复发生的腰、腿痛为本病的基本症状。

（一）症状

1. 肿胀或局部发红

当人体软组织在受到损伤之后，局部往往会慢慢肿胀，进而压迫神经引起疼痛，肿胀部位的皮肤因而也变得敏感而娇嫩。肌肉拉伤后，症状明显的就会出现肿胀，局部也会发红。

2. 腰部疼痛

可呈刺痛、酸胀痛或牵扯样痛，常牵扯臀部及下肢疼痛。部位较局限，肌痉挛明显。部分患者可因劳累、阴雨天气、遭受风寒湿刺激症状加重。

3. 腰部功能受限或障碍

腰部屈伸转侧运动受限。如急性腰肌劳损者俯仰转侧均感困难，甚至不能翻身起床、站立或行走，咳嗽或深呼吸时疼痛加重。

4. 其他症状

（1）间歇性跛行是腰椎椎管狭窄的常见症状，它指患者从开始走路或走了一段路程以后（一般为数百米），出现单侧或双侧腰酸腿痛，下肢麻木无力，以至跛行，但蹲下或坐下休息片刻后，症状可以很快缓解或消失，仍可继续行走，再走一段时间后，上述过程和症状再度出现。

（2）双下肢肌力减弱，感觉异常是马尾神经受压的症状表现。

（3）伴有全身症状，主要是以发热、乏力、全身酸痛为主，常见为脊柱感染引发的腰部损伤，脊柱感染一般指细菌或结核在脊柱部位定植，并从病灶节段向相邻节段扩散蔓延致使椎体出现腐化的局部感染。

（二）体征

1. 腰椎曲度异常

腰椎生理曲度减小或消失；由于疼痛引起肌肉痉挛可致脊柱两侧肌肉生理力学不平衡，从而改变脊柱正常生理曲度。

2. 肌肉痉挛

多数患者有单侧或双侧腰部肌肉痉挛。

3. 压痛与放射痛

多为局限性压痛，压痛点固定；浅表压痛说明病变浅在，多为棘上、棘间韧带，筋膜，肌肉的损伤；深压痛表明可能是椎体或附件有病变或损伤。常见腰椎间盘突出者可伴有放射性痛；慢性腰肌劳损者为广泛性压痛；腰背肌筋膜炎者为弥漫性疼痛；第3腰椎横突综合征者可在横突尖部有深压痛并沿臀上皮神经向臀部放射；中线部位有深压痛，可能有结核或椎体骨折。

4. 腰部活动受限

屈伸、转侧均有腰部活动受限，尤以前屈后伸受限最为明显。腰部正常活动度为：前屈90°，后伸30°，侧屈30°，旋转30°。

5. 诊断试验

脊柱叩痛试验阳性提示可能存在椎体骨折；直腿抬高试验和/或加强试验阳性提示坐骨神经受到压迫；跟臀试验阳性提示股神经损害；屈髋屈膝试验阳性提示有闪筋扭腰、劳损或者有腰椎椎间关节、腰骶关节或者骶髂关节等病变，但腰椎间盘突出症患者该试验阴性；坐位屈颈试验阳性检验椎间盘是否突出以及突出程度。

（三）影像学检查

1. X射线检查

可见腰椎生理曲度改变、脊柱侧弯或后凸、腰椎椎体形态骨质破坏、腰椎椎体滑脱、两侧后关节不对称、椎间隙狭窄、第5腰椎骶化、第1骶骨腰化、隐性脊柱裂、椎体边缘骨质增生、关节模糊、椎体骨折、韧带钙化、竹节样脊柱变等改变。

2. CT、MRI

可显示狭窄部位椎管形态、侧隐窝狭窄、黄韧带肥厚、椎管内占位性病变、椎间盘髓核突出及压迫硬膜囊或神经根等情况。

三、诊断与治疗

（一）诊断

根据患者的病因、临床表现及影像学检查结果，参照中华医学会编著的《临床诊疗指南——物理医学与康复分册》进行诊断。腰部损伤可分为骨关节、软组织及其他非特异性损伤。骨关节损伤包括腰椎间盘突出症、腰椎管狭窄症、腰椎滑脱症、腰椎关节突综合征、腰椎骨折等；软组织损伤包括急慢性腰肌劳损、腰背肌筋膜炎、棘上韧带损伤、黄韧带肥厚等；其他非特异性损伤包括腰椎退行性关节病、强直性脊柱炎。

鉴别诊断：①急性腰扭伤；②慢性腰肌劳损；③腰椎间盘突出症；④第3腰椎横突综合征；⑤腰椎管狭窄症；⑥梨状肌综合征。

（二）治疗

目前临床对于腰部损伤采取非手术治疗为主。包括适当卧床休息、物理因子治疗、运动疗法、药物治疗和中医传统治疗等。

四、运动康复评定

（一）疼痛的评定

视觉模拟评分法（VAS）评定、简式麦吉尔疼痛问卷（SF-MPQ）和压力痛觉测定法等，且应动态观察其变化，以随时反映治疗情况。对于持续存在的经治疗无法缓解且有加重倾向的严重疼痛，应排除其他疾病的可能。

（二）脊柱功能的评定

1. 腰椎活动度评定

腰椎可沿冠状轴做屈伸运动，沿矢状轴做侧屈运动，沿纵轴做侧旋运动。腰椎的活动除与腰椎的结构相关外，还与年龄、性别、体重等因素有关。在正常情况下，腰椎活动度如下：屈40°，伸30°，左右侧屈各30°，左右侧旋各30°。腰痛患者绝大多数伴有腰椎活动度的下降，且其病情严重程度和腰椎活动度密切相关。因此，腰椎活动度的测量可以作为反映疾病进程和治疗效果的较好的检验指标。可用量角器做脊柱屈伸、左右侧弯及旋转的活动度检查，也可以通过测量直立位弯腰时，两手指尖能接触到下肢的最低部位来做简易评估。直立位弯腰和后伸、侧屈时中指指尖与地面的距离评定脊柱的活动度，实际上是腰椎、髋关节和股后肌群的联合运动。具体方法为根据直立位弯腰触及下肢的最低部位做简易评定。也可用专门的背部活动范围测量仪或电子量角器来测量脊柱的屈伸活动范围。

2. 肌力评定

腰痛的患者常伴有腰肌及髂肌肌力减弱，当神经根或马尾神经受压迫时，还可出现下肢肌力减弱。准确的肌力测定需应用专门的仪器，这有助于了解患者的功能状况并对疗效进行评定。

3. 生理曲度检查

腰痛的患者常因腰椎旁肌的急慢性病变，腰椎结构破坏或退行性改变等因素而导致腰椎生理曲度改变，常见的有腰椎生理弯曲减小或后凸畸形、腰椎前凸增加、腰椎侧弯等。

4. 脊柱稳定性评定

腰椎不稳定是腰痛的最常见原因之一，评价腰椎不稳定的标准有多种。对退行性脊柱不稳定，目前临床多使用过屈过伸动态X线片检查，与邻近的椎体Cobb角超过15°，就能诊断脊柱不稳定。

5. 电生理评定

近年来，随着表面肌电图（surface electromyography，sEMG）的普及，临床多采用腰部竖脊肌表面肌电屈曲–伸直比（flexion-extension ratio，FER）的指标来评估非特异性慢性腰背痛。其具有敏感度、特异度和准确度高，可靠性强的特点，可作为慢性腰背痛诊断与评估的客观指标。

（三）感觉功能评定

如下肢深、浅感觉等，不同部位感觉的减弱、麻木或丧失，对诊断的定位具有重要的意义。

（四）膀胱直肠功能评定

可对膀胱储尿、排尿功能，肛周浅感觉、肛门深压觉，肛门括约肌肌力等项目进行评定。

（五）日常生活活动能力和生活质量评定

参照Barthel指数量表、SF-36量表等。

五、运动康复治疗

运动疗法对缩短病程，减少慢性腰痛的发病率，改善功能有重要作用。一般来说，腰痛的急性期疼痛较重时，患者尽可能保持日常活动，尽可能坚持工作，疼痛减轻后以及慢性腰痛的患者除了进行有氧运动以外，还应该着重于腰腹肌的训练和腰及下肢的柔韧性训练。

（一）腰背肌训练

1. 增强躯干前屈肌群肌力

训练方法：患者仰卧位，肩部放松，治疗师双手固定患者双侧大腿，患者努力做双手向前平举坐起和双手抱头坐起训练。

2. 增强躯干后伸肌群肌力

训练方法：患者俯卧位，双上肢置于体侧，下肢固定，胸部以上在床沿外。治疗师一手压在臀部，一手放在患者的上背部施加不同大小的阻力。

3. 增强躯干旋转肌群肌力

训练方法：患者仰卧位，双上肢置于体侧，下肢固定。治疗师双手固定患者的下肢，患者双手抱头，努力向一侧转体坐起。

（二）体前屈后伸侧弯训练

1. 体前屈练习

身体直立，双腿分开，双足与肩同宽。以髋关节为轴心，上身尽量前倾，双手自然下垂，使手慢慢接近地面。维持1 min后还原。可重复3～5组。

2. 体后伸练习

身体直立，双腿分开，双足与肩同宽。双手托扶于腰间，上半身尽量后伸，可轻轻震颤，加大拉伸幅度，维持1 min后还原。可重复3～5组。

3. 体侧弯练习

身体直立，双腿分开，双足与肩同宽，双手叉腰。上半身以腰为轴心，可向左侧弯曲，维持15 s后还原至中立位，再向右侧弯曲。重复进行6～8次。

（三）后伸腿训练

双手扶住床头或桌边，抬头挺胸收腹，保持上半身直立，双腿伸直交替后伸摆动，要求摆动幅度逐渐加大，每次练习3～5 min，每天1～2次。

（四）提髋蹬足训练

1. 提髋练习

仰卧位，左髋及左腿保持直立，右髋及右膝尽量向上牵引，使髋关节做大幅度扭动，左右交替，重复1～8次。

2. 蹬足练习

仰卧位，右髋、右膝屈曲，膝关节尽量贴近胸部，足背勾紧，然后足用力向斜上方蹬出，蹬出后收缩大腿及小腿肌肉，维持5 s，最后还原放下，左右腿交替进行，每侧下肢练习20～30次。

（五）伸腰悬腰训练

1. 伸腰练习

身体直立，双腿分开，双足与肩同宽。双手上举或扶腰，同时身体做后伸动作，逐渐增加幅度，并使动作主要在腰部而不是髋骶部，还原休息后重复动作，重复8～10次，动作宜缓慢，适应后可逐渐增加次数。

2. 悬腰练习

双手悬扶于门框或横杠上，高度以足尖刚能触地为宜，身体呈半悬挂状。

然后身体用力，使臀部左右环绕交替进行，重复3～5次。

六、康复护理

（一）鼓励患者尽快由疼痛控制阶段进入主动训练阶段

患者的信心是达到目标的关键，在整个训练过程中应给予积极的鼓励。患者由于疼痛的影响，较少主动、自觉地进行训练，早期活动后疼痛的加剧也妨碍了训练的连续性。但是，过度的被动运动容易使患者产生依赖感，加重其"病患角色"，并且有可能造成医源性残障，必须使患者意识到改善功能和克服疼痛是其自身的责任，从而成为康复过程的主动参与者。

（二）明确目标，监督实施

应明确患者每个阶段的康复目标，监督患者的训练过程，仔细观察是否出现肌肉运动的代偿形式，及时询问患者训练时的自我感觉，为物理治疗师、作业疗法师修订治疗方案提供依据。

（三）注意有无抑郁、焦虑、抑郁-疑病-癔病神经三联征的发生

有研究提示，慢性疼痛可能和与抑郁使用共同的神经递质和通路从而产生共同的信号和症状有关。患者可能因工作受到影响、给家庭带来负担、对康复效果不满等产生焦虑。疑病是对疾病不切实际的害怕，可同时包括焦虑、强迫性格等特征。癔病是精神冲突在感觉-运动系统转换成的躯体障碍，没有明显的器质性疾病。护士要通过耐心认真的倾听和细致入微的观察，发现可能的心理问题，有针对性地给予疏导和排解，必要时寻求心理医生的帮助。

（张阳普、王运泰、凌瑞杰）

第三节　腕部损伤

腕关节损伤是指以腕关节疼痛，伴有屈伸、尺桡偏或旋转功能障碍为主要症状的病症。本病大多数是外力导致的，如在生产劳动、体育运动或日常生活中不慎跌倒手掌猛力撑地，或因持物而突然旋转及伸屈腕关节，或因暴力直接

打击而致伤者。另一种是患者劳累造成的，如因长期反复操劳积累而引起的职业性疾病。前者病程较急，疼痛较剧烈，且有外伤和暴力史，一般作为急性损伤；后者病程较缓慢，疼痛逐渐加重，休息时减轻，劳累时加重，一般为慢性损伤导致，属于劳损性疼痛。

一、病因

1. 腕管综合征

腕管综合征是由于正中神经在腕管内受到压迫与刺激而产生相应的临床症状。病因大致可以分为3种。

（1）局部因素。a.引起腕管容积减小的因素：如骨折术后畸形愈合及肢端肥大症等。b.引起腕管内容物增加的因素：如脂肪瘤，纤维瘤，腱鞘囊肿，腕管内肌肉位置异常（指浅屈肌肌腹过低，蚓状肌肌腹过高），非特异性滑膜炎，血肿等。

（2）姿势因素。手指及腕关节反复屈伸过度劳动者，如计算机操作人员，拄拐杖走路的残疾人。

（3）全身性因素。a.引起神经变性的因素：如糖尿病，酒精中毒，感染，痛风等。b.改变体液平衡的因素：如妊娠，口服避孕药，长期血液透析，甲状腺功能低下。c.风湿或类风湿。

2. 正中神经损伤

（1）急性：对于急性损伤，通常有塞登神经损伤分类法（神经失用、轴突断裂、神经断裂）和森德兰神经损伤分类法，不同的损伤程度可能会导致不同程度的感觉或运动功能丧失。a.开放性损伤：腕部、前臂、肘部和上臂切割伤、机器伤、枪伤等，一般多为复合性损伤。b.闭合性损伤：肱骨干骨折、肱骨髁上骨折、肘关节后脱位、桡骨远端骨折等创伤，可能会在不同部位对正中神经造成损伤。月骨脱位、舟骨骨折、急性化脓性感染等原因，会导致腕管内压力急剧增大，压迫正中神经，导致急性腕管综合征。c.医源性损伤：止血带过紧，术中损伤等。

（2）慢性：慢性损伤是正中神经损伤中最为常见的损伤，通常为正中神经的慢性卡压，最常见的是腕管综合征、旋前圆肌综合征、骨间前神经卡压综合征等。其中腕管综合征根据研究统计，18～64岁人群发病率为3.1%，女性多于男性，男女比例1∶6，经期、妊娠或哺乳期女性多发。

二、临床表现

（一）腕管综合征

常见症状包括正中神经支配区（拇指、示指、中指和环指桡侧半）感觉异常和（或）麻木。夜间手指麻木很多时候是腕管综合征的首发症状，许多患者均有夜间手指麻醒的经历。很多患者手指麻木的不适可通过改变上肢的姿势或甩手而得到一定程度的缓解。患者在白天从事某些活动也会引起手指麻木的加重，如做针线活，驾车，长时间手持电话或长时间手持书本阅读。部分患者早期只感到中指或环指指尖麻木不适，而到后期才感觉拇指、示指、中指和环指桡侧半均出现麻木不适。某些患者也会有前臂甚至整个上肢的麻木或感觉异常，甚至感觉这些症状为主要不适。随着病情加重，患者可出现明确的手指感觉减退或缺失，拇短展肌和拇对掌肌萎缩或力弱。患者可出现大鱼际肌肉萎缩，拇指不灵活，与其他手指对捏的力量下降甚至不能完成对捏动作。

（二）正中神经损伤

1. 急性损伤

会导致手部综合功能受损，包括抓、握、捏的力量及手部的感觉功能都会受到影响。如发生在腕关节水平的损伤，拇指屈曲、外展、对掌等功能会丧失或受损，示指、中指并拢不严，桡侧3个半手指会出现感觉异常或麻木。若损伤发生在腕管中，大鱼际的感觉功能通常正常，因为这个区域的感觉只在腕管近端发出。

2. 慢性损伤

慢性损伤主要包括腕管综合征、旋前圆肌综合征和骨间前神经卡压综合征。

三、诊断与治疗

（一）腕管综合征

1. 诊断

腕管综合征的诊断主要根据临床症状和特征性的物理检查结果，确诊需要肌电图检查。典型的临床症状是正中神经分布区的麻木不适，夜间加重。除了主观性的症状，客观检查也非常重要。明确出现手指感觉减退或缺失以及大鱼际肌肉萎缩是病情严重的表现。基于诱发诊断试验的客观性检查也有利于帮助诊断，包括蒂内尔（Tinel）征，腕掌屈（Phalen）试验和正中神经压迫试验。肌电图结果可以帮助确定诊断，排除其他神经性疾患，还可反映压迫的严重程度，对于拟定恰当的治疗策略有重要参考价值。但由于肌电图检查存在假阴性和假阳性结果，不能单一依靠肌电图检查来确定诊断。当怀疑腕管周围骨性异常导致正中神经卡压时，腕管切线位X线片有助于确定是否存在腕管容积的改变。

2. 治疗

（1）非手术治疗：腕管综合征非手术治疗方法很多，包括支具制动和皮质类固醇注射等。常用的是预制好的支具，佩戴后腕关节被控制在背伸30°位。但这样的背伸角度会增加腕管内压力。有研究证实，腕管综合征患者腕管内压力增高，腕关节背伸时压力进一步增加。控制症状的最有效体位是中立位。将腕关节固定于中立位，可以降低腕管内压力，但最利于手功能发挥的腕关节位置是背伸30°位。口服消炎药和局部注射皮质类固醇药物也是常用方法，文献报告成功率不一。

（2）手术治疗：如果保守治疗方案不能缓解患者的症状，则要考虑手术治疗。1924年，Herbert Galloway做了第一例腕管松解手术。之后，出现了多种手术方法，包括各种切开手术、小切口减压及内窥镜手术等。

（二）正中神经损伤

1. 诊断

在前臂和手部，正中神经支配的、可做相对准确检查的肌肉包括：旋前圆肌、桡侧腕屈肌、指深屈肌（示指）、拇长屈肌、指浅屈肌及拇短展肌。在检查时正常肌肉的替代运动容易引起混淆。如果前臂能抗阻力主动维持在旋前位，说明旋前圆肌是正常的。如腕关节能主动维持在屈曲位，并可触及桡侧屈腕肌的收缩，则该肌是完好的。与此相似，如在腕中立位，拇指内收位，拇指的指间关节能抗阻力维持在屈曲位，则拇长屈肌是有功能的。指浅屈肌的检查可在其余各指维持被动伸展位时分别进行。虽然拇指的对掌运动很难确定，但如果拇指能主动维持掌侧外展位，并可触及拇短展肌的收缩，即可确认该肌是有功能的。蚓状肌的功能不能单独测试出，因为该肌无法触及，且功能可能与骨间肌相混淆。正中神经感觉区的变异也易引起混淆，但一般来说，拇指、示指和中指的掌侧面，环指桡侧半的掌侧面，示指和中指远节背侧面，均由正中神经支配。正中神经的最小自主神经支配区是示指及中指远端的背侧面和掌侧面。

2. 治疗

（1）外科治疗：对于开放性损伤，都应当力争修复。对神经断端不齐，挫伤严重或伤口污染严重者，可延迟修复。对于闭合性损伤，程度较轻者可观察1～3个月，如有恢复不必手术，如无则应当立即手术。

（2）康复治疗：对于正中神经损伤的患者，感觉障碍和功能障碍都应引起重视。肌力较弱，3级以下患者：电刺激疗法、针灸、按摩以及药物治疗配合使用。肌力3级以上患者：逐步进行主动抗重力或者抗阻力训练，提高肌力；进行日常生活能力训练，使其回归家庭。感觉训练：通过触摸不同物体来进行分辨，从区别较大的物体开始，例如利用铜球与橡皮球等开展脱敏治疗。

四、运动康复评定

主要是肌力评定。肌力评定应从3级开始，患者能够完成就继续增加阻力，如若不行则从2级甚至1级开始。关节损伤后，同时也应对相邻关节的力量活动进行测评。主要是针对腕关节活动对应肌肉，具体如下。

前臂旋后肌。主动肌：肱二头肌、旋后肌。副动肌：肱桡肌。活动范围：0～80°。

前臂旋前肌。主动肌：旋前圆肌、旋前方肌。副动肌：桡侧腕屈肌。活动范围：0～80°。

腕关节伸肌。主动肌：桡侧腕长伸肌、桡侧腕短伸肌、尺侧腕伸肌。活动范围：0～70°。

腕关节屈肌。主动肌：桡侧腕屈肌、尺侧腕屈肌。副动肌：掌长肌。活动范围：0～80°。

掌指关节屈曲。主动肌：蚓状肌，背侧、掌侧骨间肌。运动范围：0～90°。

掌指关节伸展。主动肌：指伸肌、示指伸肌、小指伸肌。运动范围：0～45°。

手指内收。主动肌：掌侧骨间肌。运动范围：0～20°。

手指外展。主动肌：背侧骨间肌、外展小指肌。运动范围：0～20°。

近节和远节指间关节屈曲。主动肌：屈指浅肌、屈指深肌。运动范围：近节指间关节0～100°，远节指间关节0～90°。

拇指内收。主动肌：拇内收肌。运动范围：0～70°。

拇指外展。主动肌：外展拇长、短肌。运动范围：0～70°。

拇指对掌。主动肌：拇对掌肌、小指对掌肌。运动范围：拇指末端指腹与小指末端指腹接触。

拇指掌指关节和指间关节屈曲。主动肌：拇短屈肌（掌指关节）、拇长屈肌（指间关节）。运动范围：掌指关节屈曲0～50°，指间关节屈曲0～80°。

拇指掌指关节和指间关节伸展。主动肌：拇短伸肌（掌指关节）、拇长伸肌（指间关节）。运动范围：掌指关节伸展0～50°，指间关节伸展0～80°。

五、运动康复治疗

运动康复治疗包括腕关节活动度练习、腕关节拉伸练习、屈指肌腱滑动练习、腕关节屈曲练习、腕关节背伸练习和握力练习。

1. 被动手法

（1）可用轻手法按压痛点。每个痛点可以按揉2～3 min，每天3～5次。

（2）轻度被动旋转手腕。15次为一组，每天3～4组。

（3）被动屈伸腕关节，在每一个方向保持最大的伸展位约1 min，使前臂屈肌获得牵伸的作用，每天3～5次。

2. 主动运动

（1）无负重的腕关节屈伸、尺偏、桡偏、旋转。15次为一组，每天3～5组。

（2）掌指关节的主动运动。屈曲手指，伸展手指。15次为一组，每天3～4组。

（3）腕关节轻度负重的腕屈伸活动，可以拿一个大小、重量合适的瓶子来练习，10次为一组，每天3～4组。

3. 神经–肌腱滑行练习

（1）神经滑行练习。手腕处于中立位，伸指，然后轻握拳；伸指伸腕，手指并拢背伸状。

（2）肌腱滑行练习。手指伸直，指向天花板；手指弯曲成钩状，轻握拳。练习时以出现轻微的酸、胀、痛感为起效，每天练习3次，每次3遍，每个动作维持5 s。

4. 肌力和肌耐力训练

（1）握一个阻力恒定的弹力环，用力握紧然后缓慢放开。10次为一组，每天3～4组。

（2）使用阻力大小合适的握力器来练习手部的肌力和肌耐力。每次坚持30～60 s，每天3～5次。如果没有握力器的话，也可以用橡胶球或者网球来代替。

六、康复护理

1. 关注患者疼痛，预防并发症

无痛康复是康复治疗的关键指导思想，护士在护理过程中要关注患者的疼痛情况，及时反馈给医生和治疗师，做到医技护团队合作。

2. 明确目标，实施康复延伸指导

专科护士应明确患者各个阶段的康复目标，在患者病房时进行康复延伸指导，同时仔细观察患者运动方式的正确性和是否出现肌肉运动的代偿形式，及时询问患者训练时的自我感觉，为物理治疗师、作业疗法师修订治疗方案提供依据。

（李奎、凌瑞杰）

第四节　肘部损伤

肘部，包括肘关节和周围软组织。肘关节由肱骨、桡骨和尺骨组成；周围软组织指皮肤、肌肉、韧带、关节囊、神经、血管等结构。

一、病因

从病因上可以分为三大类。一是因劳损造成的慢性损伤，例如肱骨外上髁炎、肱骨内上髁炎、尺骨鹰嘴滑囊炎、肘关节骨性关节炎；二是因外伤造成的急性损伤，例如肱骨小头骨折、桡骨小头骨折、尺骨鹰嘴骨折；三是多种原因造成的继发性损伤，例如肘关节软骨损伤、肘关节周围软组织骨化性肌炎、尺神经炎。根据职业病的定义，最常见的肘部损伤主要是第一类。

（1）肱骨外上髁炎。是一种由于前臂反复前伸及牵拉而引起的肱骨外上髁肌腱慢性损伤性炎症。由于网球运动员较为常见，因此又称"网球肘"。常见病因：a.击球姿势不正确。例如网球、羽毛球击球技术欠佳，球拍大小或球拍线张力不当，高尔夫握杆或挥杆技术不正确。b.上肢某些活动过多。例如网球、羽毛球抽球，棒球投球，刷油漆、划船、频繁使用锤子或螺丝刀。

（2）肱骨内上髁炎。是一种由于前臂反复屈肘旋前而引起的肱骨内上髁肌腱慢性损伤性炎症。由于高尔夫球运动员较为常见，因此又称"高尔夫球肘"。常见病因：频繁用力屈肘屈腕及前臂旋前，例如高尔夫球、棒球击球，标枪投掷或举重举手过头，扑倒时手掌撑地，肘关节伸直伴前臂外翻。

（3）尺骨鹰嘴滑囊炎。尺骨鹰嘴滑囊炎是一种由于肘部长期受到碰撞、挤压和摩擦而引起的尺骨鹰嘴滑囊慢性损伤性炎症。由于煤矿工人在矿井中运煤时用肘支撑匍匐爬行，该病较为常见，因此又称"矿工肘"。尺骨鹰嘴部有两个滑囊，一个位于鹰嘴与皮肤之间；另一个位于肱三头肌肌腱与鹰嘴上端的骨面之间。尺骨鹰嘴滑囊炎多发生于前者。常见病因：a.肘关节频繁屈伸运动，例如肱三头肌反复受到强力。b.外伤，例如肘尖受到外力撞击。

二、临床表现

（1）肱骨外上髁炎。肘关节有过度活动及提搬重物史。肱骨外上髁疼痛与上肢活动有明显相关性。肱骨外上髁有压痛点，关节活动度正常。伸腕抗阻时，可诱发肱骨外上髁疼痛。前臂伸肌牵拉试验（Mill's试验）阳性，即当患者前臂内旋、腕关节掌屈，然后再伸直肘关节时，出现肱骨外上髁疼痛。

（2）肱骨内上髁炎。肘关节有过度活动史，起病缓慢。肱骨内上髁疼痛与上肢活动有明显相关性。肱骨内上髁有压痛点，关节活动度正常。局部肿胀多不明显。

（3）尺骨鹰嘴滑囊炎。肘关节有过度使用史，起病缓慢。多为肘尖及稍后部疼痛或肿胀，且与上肢活动有明显相关性。在反复劳损后偶然发现，对肘关节活动无明显影响。如合并感染，则肘部因痛拒动，处于半屈曲位。

三、诊断与治疗

（一）肱骨外上髁炎

1. 诊断

（1）病史：上肢频繁使用史。

（2）症状：肱骨外上髁疼痛，活动后加重，休息后缓解。

（3）体征：肱骨外上髁压痛，抗阻力伸腕时可诱发疼痛。

（4）辅助检查：a. X射线检查，一般无异常；严重者可见肱骨外上髁增生。b. MRI检查，可见桡侧腕短伸肌充血、水肿，甚至部分断裂；部分可见肱骨外上髁异常信号。

2. 治疗

（1）非手术治疗：a. 暂停上肢运动，部分患者经休息后疼痛可自行缓解。b. 局部封闭治疗，可以消除水肿，但如疼痛反复，再次局部封闭的效果会呈阶梯式下降。

（2）手术治疗：如经非手术治疗后疼痛依然存在并严重影响日常生活，可采取手术治疗，例如伸肌总腱附着点松解、延长术，关节镜下嵌入滑膜切除术，低温等离子刀在病变的肌腱打孔（TOPAZ）。

（二）肱骨内上髁炎

1. 诊断

（1）病史：上肢频繁使用史。

（2）症状：肱骨内上髁疼痛，活动后或着凉时或夜间加重，休息后缓解；在屈腕或前臂旋前时可因肌腱的牵拉而产生疼痛，尤其在主动屈腕、前臂旋前时疼痛明显，有时可沿尺侧向下放射；屈腕无力。

（3）体征：肱骨内上髁压痛，尺侧屈腕肌及指浅屈肌亦可有广泛压痛；抗阻力屈腕试验阳性，即抗阻力屈腕、前臂旋前可诱发疼痛。

（4）辅助检查：a. X射线检查，一般无异常；严重者可见肱骨内上髁增生。b. MRI检查，肱骨内上髁前臂屈肌腱附着处炎症表现，充血水肿。部分患者可见肱骨内上髁部异常信号。

2. 治疗

（1）非手术治疗：a.休息、制动。b.口服非甾体抗炎药、局部外敷，必要时配合弹性绷带、肌内效贴保护。c.局部注射泼尼松龙，结合肌肉能量技术（MET）。

（2）手术治疗：如经非手术治疗后疼痛依然存在并严重影响日常生活，可采取手术治疗，例如在内上髁前方切口、清除旋前屈肌起点病变组织并去除部分内上髁骨皮质，经关节镜下微创治疗顽固性肱骨内上髁炎，采用U状皮瓣矫正术的方法清除退变组织。

（三）尺骨鹰嘴滑囊炎

1. 诊断

（1）职业史：上肢频繁使用作业。

（2）症状：肘关节后侧疼痛，运动后加重，休息后缓解；伸肘时疼痛明显。

（3）体征：肘关节后侧压痛，抗阻力伸肘可诱发疼痛。

（4）辅助检查：a.X射线检查，一般无异常。b.MRI检查，可见肘关节后侧尺骨鹰嘴囊液增多、滑囊膨胀、囊壁充血水肿，肱三头肌肌腱止点处充血、水肿。

2. 治疗

（1）非手术治疗：a.休息、冰敷；将肘关节90°固定、用弹性绷带加压包扎以减轻肿胀，并前臂旋后、腕关节背伸位制动1～2周，每2 h进行5～10次肘关节全范围活动以维持关节活动度，但不诱发疼痛。b.口服非甾体抗炎药。c.穿刺抽液，局部注射类固醇皮质激素。

（2）手术治疗：如经非手术治疗后疼痛依然存在并严重影响日常生活，可采取手术治疗，例如关节镜下手术切除。

四、运动康复评定

（一）关节活动度测量

1. 定义

关节活动度，又称"关节活动范围"，是指关节活动时可达到的最大弧度。关节活动度既是衡量一个关节运动量的尺度，常以度数表示，又是肢体运动功能检查的最基本内容之一。

2. 分类

根据关节运动的动力来源，分为主动关节活动度和被动关节活动度。

（1）主动关节活动度是人体自身的主动随意运动产生的运动弧；反映肌肉收缩力量对关节活动度的影响。

（2）被动关节活动度是通过外力如治疗师的帮助产生的运动弧；由于在正常情况下，被动运动至末时会在关节囊内产生不受随意运动控制的运动，因此，PROM 略大于AROM。

3. 目的

测量关节活动度的主要目的包括：

（1）判断ROM的受限程度。

（2）结合临床表现，分析可能的原因。

（3）为制订或调整治疗方案提供依据。

（4）评定疗效的手段。

4. 方法

关节活动度的测量方法和测量工具有多种，包括通用量角器测量法、电子角度计测量法、指关节活动度测量法、脊柱活动度测量法。最常用的是通用量角器测量法。

5. 适应证

各种原因导致的关节运动功能受损，包括继发性损伤。

6. 禁忌证

关节脱位、骨折等未愈合时；刚刚完成肌腱、韧带、肌肉等手术时。

7. 注意事项

（1）避免在运动后或治疗后立即进行关节活动度测量。

（2）测量前要对患者阐明相关事项，取得配合，防止出现错误姿势和代偿运动。

（3）一般情况下，先测量关节主动活动度，后测量关节被动活动度。

（4）应与健侧相应关节活动度进行比较，同时应测量与之相邻的上下关节活动度。

（5）测量被动关节活动度时，手法要柔和，速度要缓慢、均匀，尤其对伴有疼痛和痉挛的患者，不能做快速运动。

（6）如果关节主动活动度与关节被动活动度明显不一致时，则提示运动系统有问题，例如肌肉瘫痪、肌腱粘连等，应分别记录；评价时应以关节被动活动度为准。

（二）改良阿什沃思量表

1. 定义

改良阿什沃思量表（modified Ashworth scale）是2014年公布的物理医学与康复名词。该量表根据关节被动运动阻力来分级肌张力、评定痉挛，是对英国阿什沃思（Ashworth）提出的阿什沃思评分的改良版。

2. 分级

运动速度是1 s内完成的关节活动，分为6级。

0级：无肌张力的增加。

1级：肌张力略微增加，受累部分被动屈伸时，在关节活动范围之末时呈现最小的阻力或出现突然卡住和释放。

1+级：肌张力轻度增加，在关节活动范围后50%范围内出现突然卡住，然后在关节活动范围的后50%范围内均呈现最小的阻力。

2级：肌张力较明显地增加，通过关节活动范围的大部分时，肌张力均较明显地增加，但受累部分仍能较易地被移动。

3级：肌张力严重增高，被动运动困难。

4级：强直，受累部分被动屈伸时呈现僵直状态，不能活动。

五、运动康复治疗

运动康复治疗包括活动范围拉伸训练和力量训练。肘部损伤的活动范围拉伸训练和力量训练涉及手指、腕关节、前臂、肘关节、肱二头肌和肱三头肌。

（一）活动范围拉伸训练

每个姿势维持20～30 s。

1. 腕关节

（1）被动屈曲。准备姿势：患侧上肢向前伸直、掌心向下，然后腕关节向下屈曲，健侧手掌握住患侧手掌。动作要领：健侧手掌尽力屈曲患侧腕关节，直至患侧腕关节背侧有明显牵拉感，见图4-31。

（2）被动背伸。准备姿势：患侧掌心向下，健侧掌心向上，两侧手掌互握。动作要领：健侧手掌尽力向上背伸患侧腕关节，直至患侧腕关节掌侧有明显牵拉感，见图4-32。

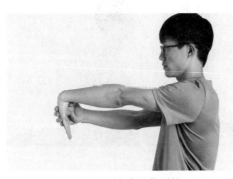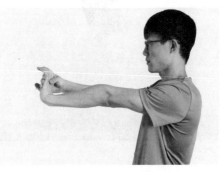

图4-31　被动屈曲训练　　　　　图4-32　被动背伸训练

（3）旋后屈曲。准备姿势：肩部内旋、腕关节屈曲，然后将背侧置于桌面、手指向外。动作要领：伸直肘关节，用力下压处于屈曲位的腕关节，直至背侧有明显牵拉感，见图4-33。

（4）旋后背伸。准备姿势：肩部外旋、腕关节背伸，然后将掌侧置于桌面、手指向后。动作要领：伸直肘关节，用力下压处于背伸位的腕关节，直至掌侧有明显牵拉感，见图4-34。

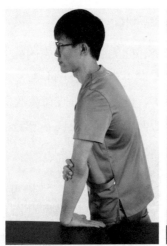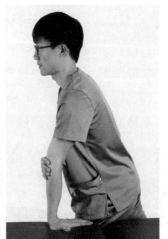

图4-33旋后屈曲训练　　　　图4-34　旋后背伸训练

2. 前臂

（1）旋前。准备姿势：屈肘90°，伸直腕关节、拇指向上。动作要领：掌心向下旋转，见图4-35。

（2）旋后。准备姿势：屈肘90°，伸直腕关节、拇指向上。动作要领：掌心向上旋转，见图4-36。

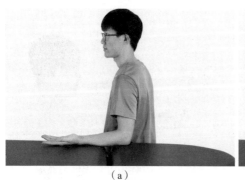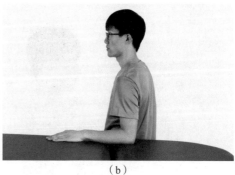

（a）　　　　　　　　　　　　　　（b）

图4-35　旋前训练

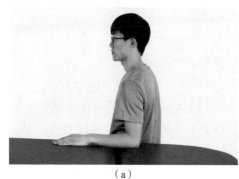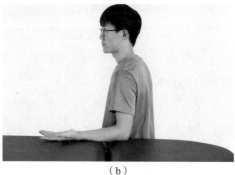

（a）　　　　　　　　　　　　　　（b）

图4-36　旋后训练

（3）屈肘旋前。准备姿势：屈肘90°，健侧手掌握住患侧腕关节。动作要领：在健侧手掌协助下，尽力将患侧掌心向下旋转，见图4-37。

（4）屈肘旋后。准备姿势：屈肘90°，健侧手掌握住患侧腕关节。动作要领：在健侧手掌协助下，尽力将患侧掌心向上旋转，见图4-38。

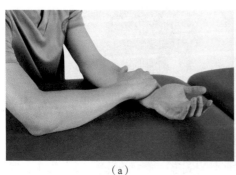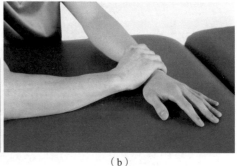

（a）　　　　　　　　　　　　　　（b）

图4-37　屈肘旋前训练

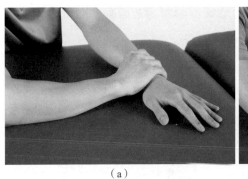
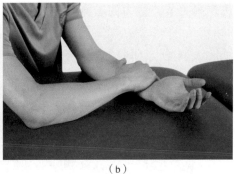

（a）　　　　　　　　　　　　　　（b）

图4-38　屈肘旋后训练

（5）伸肘旋前。准备姿势：伸直肘关节。动作要领：尽力将患侧前臂向前旋转，见图4-39。

（6）伸肘旋后。准备姿势：伸直肘关节。动作要领：尽力将患侧前臂向后旋转，见图4-40。

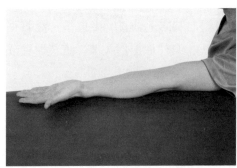
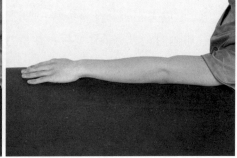

图4-39　伸肘旋前训练

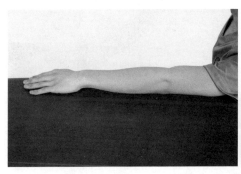
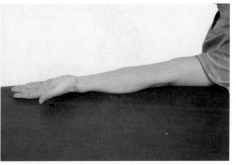

图4-40　伸肘旋后训练

3. 肘关节

（1）被动屈肘。准备姿势：屈肘，置于胸前。动作要领：健侧手掌握住患侧腕关节，尽力使患侧肘关节屈曲，直至患侧肘关节后侧有牵拉感，见图4-41。

（2）被动伸肘。准备姿势：伸肘，置于胸前。动作要领：健侧手掌握住患侧腕关节，尽力使患侧肘关节伸直，直至患侧肘关节前侧有牵拉感，见图4-42。

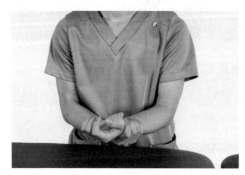 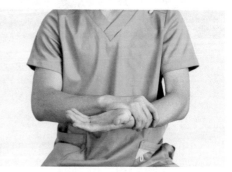

图4-41　被动屈肘训练　　　　　　　　图4-42　被动伸肘训练

（3）重力屈肘。准备姿势：仰卧，患侧上肢向上伸直、半握拳，健侧手掌扶住患侧肘关节。动作要领：在重力作用下，自然屈曲肘关节，直至肘关节背侧有牵拉感，见图4-43。

（4）重力伸肘。准备姿势：仰卧，上肢向外伸直、半握拳，前臂伸出床外（无支撑）。动作要领：在重力作用下，自然伸直肘关节，直至肘关节前侧有牵拉感，见图4-44。

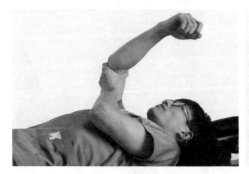 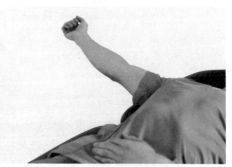

图4-43　重力屈肘训练　　　　　　　　图4-44　重力伸肘训练

（二）力量训练

每个姿势维持20～30 s。

1. 手指

握力。准备姿势：手握橡胶球或网球。动作要领：尽力抓捏，见图4-45。

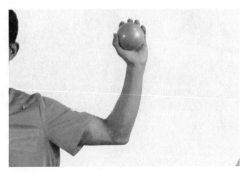

图4-45　手指握力训练

2. 腕关节

（1）屈曲。准备姿势：坐位，前臂放在桌上（有支撑），腕关节放在桌外（有支撑），掌心向上。手握1～2 kg哑铃。动作要领：在抗阻力作用下，向上屈曲腕关节，见图4-46。

（2）背伸。准备姿势：坐位，前臂放在桌上（有支撑），腕关节放在桌外（无支撑），掌心向下。手握1～2 kg哑铃。动作要领：在抗阻力作用下，向上背伸腕关节，见图4-47。

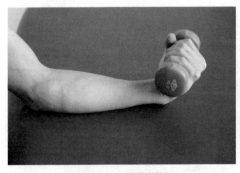 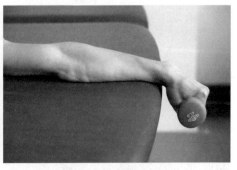

图4-46　屈曲训练　　　　　　　　　图4-47　背伸训练

（3）桡偏。准备姿势：上肢自然垂直，掌心向内。手握1～2 kg哑铃。动作要领：尽力向前上方（桡侧）屈曲腕关节，见图4-48。

（4）尺偏。准备姿势：上肢自然垂直，掌心向内。手握1～2 kg哑铃。动作要领：尽力向后上方（尺侧）屈曲腕关节，见图4-49。

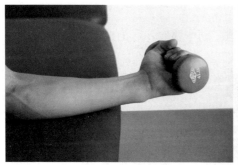

图4-48 桡偏训练

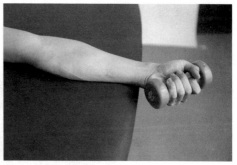

图4-49 尺偏训练

3. 前臂

（1）旋前。准备姿势：掌心向上。手握1～6 kg哑铃。动作要领：旋转前臂，直至拇指朝下，见图4-50。

（2）旋后。准备姿势：掌心向下。手握1～6 kg哑铃。动作要领：旋转前臂，直至拇指朝上，见图4-51。

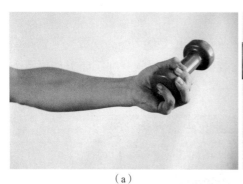

（a）

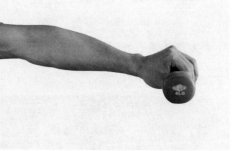

（b）

图4-50 旋前训练

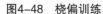

（a）

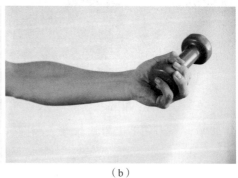

（b）

图4-51 旋后训练

4. 肱二头肌

（1）屈肘一。准备姿势：上肢自然垂直，掌心向前。手握1～6 kg哑铃。动作要领：屈曲肘关节，见图4-52。

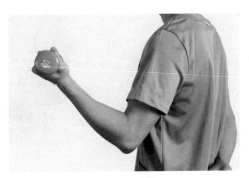

图4-52　屈肘一

（2）屈肘二。准备姿势：上肢自然垂直，拇指向前。手握1～6 kg哑铃。动作要领：屈曲肘关节，见图4-53。

（3）屈肘等长收缩。准备姿势：患侧肘关节微屈，置于身前，健侧手掌握住患侧腕关节掌侧。动作要领：患侧肘关节屈曲，健侧手掌对抗，保持肘关节不动，见图4-54。

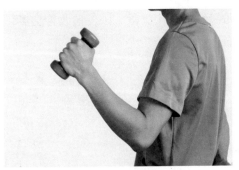

图4-53　屈肘二

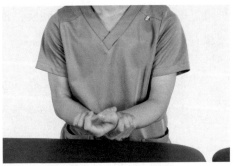

图4-54　屈肘等长收缩

5. 肱三头肌

（1）伸肘一。准备姿势：屈肘，双侧手掌置于胸前，上下位握住弹力带，患侧在下。动作要领：伸直患侧肘关节，尽力把弹力带拉开，见图4-55。

（2）伸肘二。准备姿势：仰卧，屈曲肘关节，使上臂与地面垂直、前臂与地面平行。手握1～6 kg哑铃。动作要领：伸直肘关节，见图4-56。

（3）伸肘等长收缩。准备姿势：患侧肘关节微屈，置于身前，健侧手掌握住患侧腕关节背侧。动作要领：患侧肘关节伸直，健侧手掌对抗，保持肘关节不动，见图4-57。

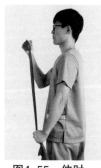
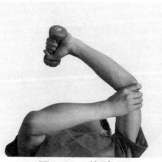
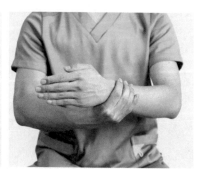

图4-55　伸肘一　　　　　图4-56　伸肘二　　　　　图4-57　伸肘等长收缩

六、康复护理

（一）定义

康复护理（rehabilitation nursing，RN）是在康复计划的实施过程中，由护士配合康复医师和治疗师等康复专业人员，对康复对象进行基础护理和实施各种康复护理专门技术，以减轻残疾，预防继发性残疾，最大限度地改善功能，使患者重返社会。

（二）对象

与康复对象一致，即需要接受康复的患者。

（三）目的

与康复医学的目的一致，即减轻康复患者功能障碍的程度，尽可能促进或改善各方面的功能，预防或改善继发性的功能障碍，最大程度地提高或恢复生活自理能力，重返家庭，回归社会，最终提高生存质量。

（四）目标

1. 短期目标

控制炎症，减轻或消除疼痛，防止畸形，矫正不良姿势，维持或改善肌力、体力及关节活动范围，最大程度地恢复患者的正常生活、工作和社交。

2. 长期目标

通过物理疗法、作业疗法等综合措施，最大程度地修复功能障碍，防止失用和误用综合征，帮助患者恢复自理能力，早日回归社会。

（五）原则

（1）选择合理介入时机。

（2）制订动态护理计划。

（3）进行健康教育，提高患者及家属的配合度。

（4）积极预防继发性功能障碍及各种并发症。

（六）内容

1. 基础护理

（1）一般评估。包括体温、脉搏、血压、压疮等，并做好相应记录。

（2）执行医嘱。包括完成各类检查，给予必要药物。

（3）健康教育。包括合理饮食，出院后定期复诊。

2. 康复护理

（1）康复技术。包括物理治疗、作业治疗、言语治疗、康复工程、传统疗法等。

（2）护理技术。包括体位的摆放、呼吸训练与排痰、吞咽训练、肠道与膀胱护理、皮肤护理以及心理护理等。

（七）措施

肘部损伤分为急性期和慢性期，急性期以休息、制动为主，慢性期以运动康复治疗为主。

1. 急性期

（1）卧床休息，但过度静止易造成关节僵硬、肌肉萎缩和体能下降，应动静结合。

（2）需注意体位，白天采取固定的仰卧姿势，晚上可用枕头，但枕头不宜过高。

（3）避免坐软沙发、睡软床垫，以免臀部下沉，脊柱失衡，从而引发连锁反应，影响肘关节的康复。

（4）卧床时腕踝关节可稍抬高，有助静脉回流，改善循环。

（5）如果使用夹板制动，应将关节置于功能位，夹板每天去除一次，配合适度训练，防止关节僵硬。

2. 慢性期

虽然损伤部位是肘关节，但进行运动康复治疗时，建议着眼于整个上肢，甚至全身。

（1）手指关节体操。①先用力握拳，再张开手指；②各指先分开再并拢；③各指尖轮流与拇指对指。

（2）腕关节体操。①手指伸直，腕关节上下摆动做屈伸练习；②手指平放，掌心向下，手向桡、尺侧往返摆动；③手做绕腕活动；④双手胸前合掌，两腕轮流背伸。

（3）肘关节体操。①屈肘，手触肩，然后复原；②两臂自然放在身体两侧，轮流屈伸肘关节。

（4）前臂旋转体操。①准备姿势：屈肘成90°，前臂旋后，使手掌向着面部；②双手拧毛巾练习。

（5）肩关节体操。①准备姿势：两臂自然放在身体两侧；②两臂向正前方平举、上举、放下，两臂侧平举、上举、放下；③坐位或立位，躯干挺直，两臂向背后伸直后引，然后直臂环绕或屈肘环绕。

（八）指导

1. 用药指导

肘部损伤早期的治疗手段之一是配合口服药物，以减轻肿胀、疼痛和僵硬，但需注意其副作用，例如非甾体抗炎药可能会引起胃肠道出血以及脾胰肝肾等脏器损害；因此，需指导患者合理、按时服药，不可随便停药，出院后定期复诊。

2. 运动指导

肘部损伤后期的治疗手段主要是各种功能训练，需指导家属如何辅助和督促患者，以维持和改善关节的功能，减少并发症的发生，同时，指导患者学会使用轮椅、拐杖等辅助工具，最大程度地恢复日常生活能力。

3. 心理指导

肘部损伤的康复时间长、部分患者会反复，容易失去耐心，因此，适当的心理支持能帮助患者及家属掌握疾病的相关知识，了解康复治疗和运动的重要性，建立同疾病持久作战的信心。此外，护士和患者及家属的接触时间较长、交流机会较多，还能及时发现问题，转告医师和治疗师。

4. 预防指导

通过健康教育，使患者在日常生活中重视保护关节，合理使用关节，减轻关节负担及劳损，预防关节继发性损害及变形；叮嘱患者注意避免疾病复发，例如劳逸结合、用力适度、以物代劳、简化工作、保持体能。

（谈慧、王致）

第五节　膝部损伤

一、病因

（1）股四头肌损伤。股四头肌损伤在临床上较少见，但发生后易引起伸膝障碍和关节不稳。发生的原因有间接暴力和直接暴力两种。

①间接暴力：膝关节于半屈位时，股四头肌的突然收缩是最常见的受伤原因。在人体从高处跳下落地时、膝全屈位提重物或滑倒时为保持平衡股四头肌突然收缩所致。

②直接暴力：患者于膝屈曲时，股四头肌直接受撞击或割裂所致。

（2）髌骨脱位。髌骨脱位病因一般分直接外力与间接外力两类。

①直接外力：如摔倒跪地，髌骨部被踢、被撞等。这种机制多产生髌骨的半脱位。

②间接外力：多见于跑步（特别是弯道、转体时）、半蹲侧方移位（打篮球防守移步）时，膝关节扭转时由于内翻或外翻改变了股四头肌-髌骨-胫骨结节间的力线，加上股四头肌的突然收缩致使髌骨半脱位或脱位。这一机制产生的脱位主要是外侧脱位，内侧脱位也有，但较少见。

（3）半月板损伤。半月板撕裂主要是间接暴力引起的。在伸屈运动中，半月板与胫骨平台关系密切。膝关节伸直时半月板向前移动，屈曲时向后。而在膝关节旋转内外翻时，它又和股骨髁一起活动，使半月板与胫骨平台间摩擦。因此，在膝关节伸屈过程中如果同时又有膝的扭转内外翻动作，则半月板本身就出现不一致的活动，也即矛盾运动，容易造成损伤。小腿固定而股骨处于内外旋或内外翻位时，再突然伸直或下蹲，此时半月板处于不协调的运动之中，如果半月板受到挤压而限制了活动，则容易造成撕裂，这是半月板最常见的损伤机制。各种运动跳跃落地时，由于重心不稳往往造成膝关节急剧左右闪动，并有屈伸扭转动作，这很容易造成内、外半月板损伤。

（4）膝关节韧带损伤与关节不稳。膝关节韧带损伤往往是间接暴力导致，外伤的方式、外力的方向等损伤机制与造成的不稳定及损伤韧带之间往往有一定的规律。损伤机制大体可归纳为四类。

①屈曲-外展-外旋损伤：最为常见，外力多来自膝或小腿之前外侧，或在身体向对侧旋转时扭伤。最先伤及内侧韧带，然后是前交叉韧带和半月板。外展应力较强者，可合并胫骨外髁骨折。前交叉韧带的断裂处多在股骨髁附着面。

②过伸损伤：单纯过伸损伤所涉及的组织主要是后交叉韧带或前交叉韧带损伤，依作用力的着力点在膝下或膝上而有所不同。

③前后移位损伤：膝关节屈曲位受到来自前方的暴力可造成后交叉韧带断裂，但反向暴力造成前交叉韧带断裂的情况则罕见。

④屈曲-内收-内旋损伤：多伤及内侧副韧带、前交叉韧带以及腘肌腱，但此类损伤少见。

（5）髌骨软化症。髌骨软化症，是由于髌骨软骨长期的慢性损伤后，髌骨软骨面发生肿胀、龟裂、破碎等一系列的慢性退行性病变，同时伴有股骨髁软骨退行性改变，是膝关节慢性疼痛最常见的原因。多发于青壮年，在运动员和体育爱好者中尤其多见，国内患病率高达36.2%，女性患病率高于男性，目前病因尚未十分清楚，临床上也无特效的治疗方法。

二、临床表现

（1）股四头肌损伤。股四头肌腱新发损伤，往往会出现局部肿胀及疼痛，并且伴有不同程度的伸膝功能障碍。查体时可发现有局部压痛，部分患者可触及损伤部凹陷，陈旧性损伤则可能会触及瘢痕硬结。主动伸膝抗阻试验可出现阳性，即患者主动用力伸直膝关节，若伤处疼痛增加或无法伸直膝关节，则说明患者股四头肌受到损伤。完全断裂的患者X线片侧位像可见股四头肌腱的连续性丧失或髌腱弯曲不直，而对于部分断裂诊断价值不大。

（2）髌骨脱位。髌骨外伤性半脱位一般都有膝的顶撞史或膝的外翻扭伤史（内翻伤也有但很少见）。受伤时大部分病人感到髌骨有向侧方错动或下方错动的弹响。如果同时有关节软骨或髌骨张腱损伤，则痛较重，且有关节肿胀，甚至积血。血性关节液中如果有油滴，常说明合并切线骨软骨骨折，检查时髌骨向侧方推移时较松。有学者认为，屈膝至50°时，如果髌骨可以推出1/2即说明松弛，有半脱位可能，但一定要与对侧比较。如果向侧方推髌骨时病人立即躲避抗拒，则说明恐惧试验阳性。

（3）半月板损伤。半月板损伤的主要临床表现为膝关节疼痛、肿胀、弹响、交锁、打软腿等；查体可发现沿关节间隙有固定的压痛点，可出现过伸试验阳性、过屈试验阳性、旋转试验阳性、旋转挤压试验（麦氏征）阳性、研磨试验阳性、股四头肌萎缩等。

（4）膝关节韧带损伤与关节不稳。韧带损伤的症状主要为疼痛以及关节不稳，严重者可出现关节肿胀，活动受限，不能正常行走。体格检查除了局部压痛及关节肿胀外，最重要的是针对关节不稳的特殊检查，从而来判断韧带损伤的部位及程度，特殊检查包括：侧方应力试验、抽屉试验、拉赫曼（Lachman）试验、轴移试验、旋转试验。

（5）髌骨软化症。髌骨软化症主要症状包括：a.单腿下蹲、蹲位站起或上下楼梯时髌骨后疼痛出现或突然无力而摔倒。b.早期为髌骨下疼痛，活动后缓解，之后再次加重，休息后逐渐消失。c.Clarke征：髌骨、髌周、髌骨缘以及髌骨后方压痛明显，晚期可出现髌骨摩擦音及跛行，患者可有疼痛感，伸直抗阻试验阳性，可出现关节滑膜炎、关节积液。d.股四头肌萎缩。

三、诊断与治疗

（1）股四头肌损伤，股四头肌断裂根据受伤的病史、临床表现诊断不难，诊断明确后，对于轻度损伤且功能丧失不明显者，可予石膏固定2～4周后积极康复训练。对于大多数患者均需手术治疗，可直接修补或并行骨牵引减张，或者在股四头肌腱切一三角形腱瓣，向下翻转覆盖加强，也可取阔筋膜张肌腱覆盖加强。

（2）髌骨脱位。急性髌骨脱位或半脱位后，可采用制动器及加压敷料固定膝关节，使用拐杖辅助行走。如果存在大量关节积血引起明显的疼痛和关节肿胀，应在肢体制动前在无菌条件下行穿刺抽吸。急性期应每天进行4～5组股四头肌等长收缩锻炼和直腿抬高锻炼，直腿抬高锻炼每组3节，每节15～20次。每隔2～3 h冰敷15～20 min以减轻肿胀。急性反应缓解后，在2～3周时去除膝关节固定器和加压敷料。康复应强调闭链锻炼，包括靠墙蹲，即病人下蹲约45°、保持腰背靠墙15～20 s，重复10～15次。急性炎症反应缓解后，可使用固定自行车与减重跑步机进行耐力强化锻炼。当患者股四头肌与腘绳肌肌力恢复正常，恢复了体育运动所需的协调稳定性后，方可参加体育活动，参加体育活动的前2～3个月要使用髌骨固定带。

（3）半月板损伤。半月板损伤的诊断主要依靠病史、症状及体格检查，以及磁共振或者关节镜检查。有些膝关节疾病如滑膜皱襞综合征、股骨髁软骨损伤、胫骨平台软骨损伤、滑膜炎等均可出现与半月板损伤相似的症状，需要与之鉴别，可通过详细的查体以及磁共振检查进行鉴别诊断。

（4）膝关节韧带损伤与关节不稳。诊断膝关节韧带损伤主要是依据受伤病史、临床体征、X线片、CT/磁共振、关节镜检等。除肿胀及压痛部位可提供诊断的线索外，更主要的仍是特殊检查方式。体征会因病人紧张、关节肿胀、疼痛、肌肉痉挛而出现假阴性，因此结合影像学的检查还是必要的。

（5）髌骨软化症。髌骨软化症的治疗分为非手术治疗与手术治疗。其中手术治疗仅针对经保守治疗无效、症状反复或较重者，临床大部分患者处于疾病早期，经保守治疗可取得一定疗效，因此非手术疗法应作为首选。目前的非手术疗法主要有物理疗法、康复训练、手法推拿、针灸针刀疗法、中药治疗、关节腔注射、口服抗炎镇痛药物和氨基葡萄糖，由于单种治疗方法往往治疗效果不满意，临床上多采用多种方法联合应用。

四、运动康复评定

（一）平衡与协调功能评定

1. 平衡功能评定的目的

评定平衡功能主要是了解是否存在平衡功能障碍，找出引起平衡功能障碍的环节，确定是否需要治疗（如药物治疗或康复治疗），并且可以预测可能发生跌倒的危险，重复评定则可以了解平衡功能的进展情况，以及治疗的效果。

2. 平衡功能评定的内容

人体平衡功能可以在坐位、跪位、双腿站立位、单腿站立位下进行测定。

（1）静止状态：在不同体位时均能保持平衡，睁、闭眼时能维持姿势稳定，在一定时间内能对外界变化作出必要的姿势调整反应。

（2）运动状态：能精确地完成运动，并能完成不同速度的运动（包括加速度和减速度），运动后能回到初始位置或保持新的体位平衡。如在不同体位下伸手取物。

（3）动态支撑面：当支撑面发生移动时能保持平衡。

（4）姿势反射：当身体处在不同体位时，由于受到外力（推力或拉力）作用而发生移动，人体建立新平衡的反应时间和运动时间。

3. 平衡功能评定的方法

按照各种不同的平衡能力测试方法测试所侧重的平衡能力各个因素的不同，可以将它们分为静态平衡能力测试、动态平衡能力测试和综合测试。其中，静态平衡能力测试和动态平衡能力测试各自又都可以分为有干扰型和无干扰型。静态无干扰姿势维持能力测试方法主要有Romberg氏检查法（闭目直立检查法）、单腿直立检查法和闭眼单脚站立。受干扰状态下，静态姿势的控制能力测试方法主要有Wolfson的姿势性应力测试。主动运动过程中的平衡能力测试方法主要有闭目原地踏步法、前庭步测验法和"起立–行走"计时测试。主动运动过程中受干扰时的平衡控制能力测试方法主要包括平衡木行走时间测试法。

综合方式测试，指包括其他不属于以上类别的方法，主要有平衡功能的检测量表和使用计算机及压力感受器组成的电脑平衡仪来精确测量人体重心摇摆的测试法。1976年Terekhov首先应用压力平板即固定平板评定平衡功能，随后，这种定量姿势图即平衡测试仪设备不断改进并应用于平衡功能的评定。平衡测试仪主要由压力传感器、计算机和应用软件3个部分组成。压力传感器可以记录到身体的重力摇摆情况，并将记录到的信号转化成数据输入计算机，通过应用软件对接收到的数据进行分析，实时描述压力中心在平板上的投影与时间的关系曲线，这就形成了定量姿势图。定量姿势图可以记录到临床医生在临床上不能发现的极小量的姿势摇摆，以及复杂的人体动力学、肌电图等模式，并且姿势图可以比较定量、客观地反映平衡功能，便于不同测试者之间进行比较。

（二）步态分析

1. 步态分析的概念

步态分析是利用力学原理和人体解剖学、生理学知识对人类行走状态进行对比分析的一种研究方法，包括定性分析和定量分析。其中步态是指人体步行时的姿势，包括步行和跑两种状态。在临床工作中，对患有神经系统或骨骼肌肉系统疾病而可能影响行走能力的患者需要进行步态分析，以评定患者是否存在异常步态以及步态异常的性质和程度，为分析异常步态的原因和矫正异常步态、制订康复治疗方案提供必要的依据，并评定步态矫治的效果。膝关节损伤后，除本身的肌肉骨骼关节影响了力量以及下肢生物力学改变外，由于本体感受器的损害，膝部的神经肌肉控制能力也会减弱，从而引起步态的异常。故膝部损伤的患者步态分析应作为常规的评估方法。

2. 常见的步态分析方法

（1）足印法。此方法比较原始，测量项目十分有限，目前基本应用于个人自测粗筛，临床上已很少应用。测试时在受试者足底涂上染料，使受试者以自然速度走过铺在地面上固定长度的白纸，留下足印，由此测量距离、步长和步宽等数据。

（2）目测步态分析法（定性分析法）。由测试者通过摄像、录像或目测的方法观察受试者行走时的步态特点，然后按照相应的条目逐条进行分级评分，最后通过测试者的主观经验得出结论。测试者需要对受试者行走时关节、肌肉、骨盆以及全身姿势协调性进行观察。由于无法提供量化信息，并且由于人步行速度的变化以及三维空间的变化等原因，此方法有很多局限性，仅作为一种辅助方法应用于临床。

（3）三维动态分析。是针对特定关节或运动中心的三维动态分析，目前被广泛应用于骨科、神经内科、物理康复科和儿科等领域。通过三维步态分析可以获得各个大关节在行走时的角度、步态周期及其与时间的关系。三维步态分析作为一种客观量化的评价工具，有效弥补了功能评分主观性强和影像学评估静态性的不足。

（4）应用关节角度计。关节角度计是可以佩戴在大关节上的一种仪器，可以测定关节实时角度，转换为数字信号并可利用计算机重建步态。此方法的优点是操作简便，特别是对上肢检查十分方便；缺点是难以正确记录关节的旋转和倾斜活动。

（5）应用便携式步态分析仪。自20世纪90年代开始，研究者尝试使用加速度仪、陀螺仪和力传感器等便携的步态测量仪器进行步态分析。但是在之前的一段时间内这些仪器只能识别个别的时空参数，远远无法满足临床应用的需求。随着近些年来图像处理技术和传感技术的发展，使用便携式步态分析仪能够解决更多的临床问题。

（6）标准步态分析实验室应具备的条件。标准步态分析实验室应配置运动捕捉系统、三维力平台以及动态肌电采集设备等。运动捕捉系统由至少6个摄像机组成，均匀分布在整个空间。三维力平台安装于地面上。除了通过运动捕捉系统和三维力平台收集运动信号和地面反应力信号外，还可以使用肌电测试仪同步获得肌肉活动信号，以便进行进一步分析。在数据收集过程中，将反光球和电极片安放在受试者身上，在受试者运动过程中同时记录反射球的空间位置、地面反应力和肌肉电流信号。

（7）步态分析的过程与步骤。

①校准测量空间后，根据所选的粘点方案将反射标记点粘贴到受试者躯干面，然后进行静态和动态动作数据收集，收集的原始数据包括所有反射标记点和地面反应力的坐标。

②计算相关参数，如接头中心和链路质量等。

③建立三维坐标系的链路，通过矩阵变换，获取每个坐标轴周围每个链路的旋转角度。

④通过反向运动学获得链路旋转的欧拉角后，根据地面反应力进行逆动力学计算，由此获得接头扭矩和功率等指标。

目前，许多运动采集系统都配备相应的数据处理软件，可以帮助用户直接获得结果，使测试者无须掌握复杂的数学运算方法。

（陈胜雄）

五、运动康复治疗

依据膝关节损伤后机体的应激反应及组织修复的进程，我们通常将其分为3个阶段：急性炎症期、组织再生机化期及功能重塑期。而运动康复的治疗则依循不同阶段的组织特点，进行对应的训练。

急性损伤48～72 h后，如膝关节疼痛缓减，肿胀无持续加重，并且两侧膝关节皮温差距在2 ℃以内，即可在床上进行低程度的膝关节屈伸活动，如有条件可使用悬吊辅助进行，见图4-58。此时的活动度训练要求在不会增加疼痛的范围内进行，早期的关节活动，亦可减少因关节绝对制动导致的瘢痕粘连和僵硬。训练后可继续采用PRICE策略（保护Protect、休息Rest、冰敷Ice、加压Compression、抬高Elevation）进行管理。

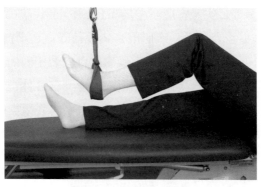

图4-58　悬吊辅助训练

　　与此同时，除受创的膝关节外，肢体的其他部位仍可进行必要的运动训练，包括核心及有氧训练，此时受创的膝关节仍需接受保护。可使用悬吊进行患肢近端支撑的腰腹核心训练（见图4-59）、上肢功率自行车的有氧训练（见图4-60）等改良方式。针对受创膝关节的邻近关节——髋关节与踝关节的肌肉功能训练亦必不可少，见图4-61。

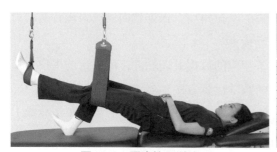

图4-59　腰腹核心训练

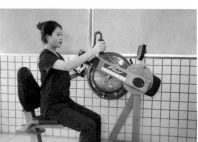

图4-60　上肢功率自行车的有氧训练

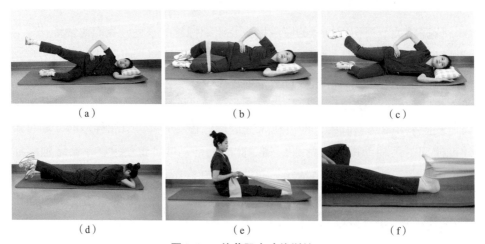

（a）　　　　　　　　　（b）　　　　　　　　　（c）

（d）　　　　　　　　　（e）　　　　　　　　　（f）

图4-61　关节肌肉功能训练

　　损伤后的第二阶段即组织再生机化期。此阶段可进一步延续关节灵活度训练，并逐步开始膝关节的协调性训练和耐力训练。此阶段的训练仍需严密监控患者的疼痛及肿胀程度，健侧与患侧的皮温差仍需控制在2 ℃以内，而患侧膝关节皮温在运动前后相差不超过1 ℃，否则需延缓训练进度，调整训练的强度。

　　首先，关节灵活性训练可由第一阶段的低强度关节活动度练习逐步过渡至中等强度的关节活动度训练，关节活动度训练在未受限活动度的末端小幅度进行，如Maitland四级手法，或在活动度的终末位置进行静态保持，时间控制在1～5 min，终末角度时间总长（total end range time）越长越好，训练中可以有轻微的牵拉感。此阶段的关节灵活性训练应强调伸膝"0"度位的达成。见图4-62。

　　在关节灵活性训练的同时，应当逐步开始进行膝关节的协调性训练。此时当先从膝关节周围肌肉的激活与膝关节的本体感觉训练开始。如使用毛巾卷或运用弹力绳等进行股四头肌在伸膝终末角度下的激活训练（见图4-63、图4-64）、床旁坐位蹲起训练（见图4-65）等；使用角度测量设备或标记点

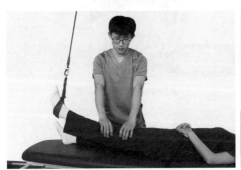

图4-62　关节灵活性训练

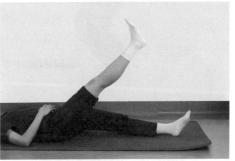

图4-63　股四头肌激活训练一

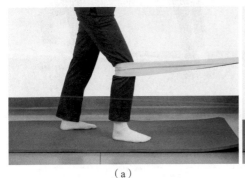

（a）

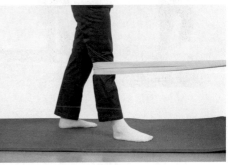

（b）

图4-64　股四头肌激活训练二

进行角度重置训练（见图4-66）。局部肌肉激活及深感觉训练可每天多次进行，须关注训练完成的质量，并避免在疲劳状态下进行协调训练。当直抬腿及关节角度重置测试均能顺利通过时，可逐步开始协调训练的反馈控制部分。训练形式通常由睁眼过渡至闭眼，双下肢过渡至单下肢支撑，稳定的支撑平面过渡至不稳定的支撑平面，由静态的姿势维持过渡至动态下的稳定平衡。所以简化的训练形式即借助硬地、平衡垫、晃板及波速球（BOSU球）等道具进行站立平衡训练（见图4-67）。在此期间可通过平衡误差评分系统（BESS）测试检查协调功能的变化情况，当静态的姿势控制理想时，即可在此基础上增加上肢或下肢的活动，训练者通过姿势的改变扰动自己的重心，如蹲起训练、单脚站的稳定训练及星状训练，并在其间寻求新的平衡。也可借助缆柱、弹力带（见图4-68至图4-71）等设备进行外力对抗，在静态或动态中维持关节的稳定和协调。

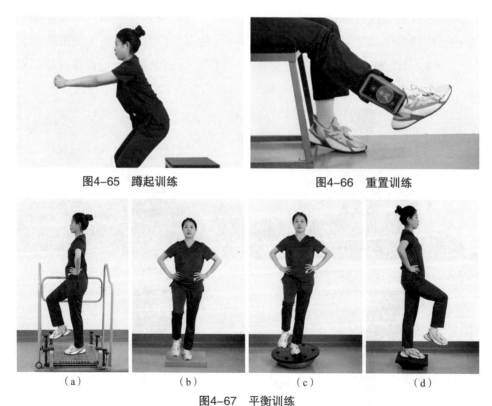

图4-65　蹲起训练　　　　　　　图4-66　重置训练

（a）　　　　　　（b）　　　　　　（c）　　　　　　（d）

图4-67　平衡训练

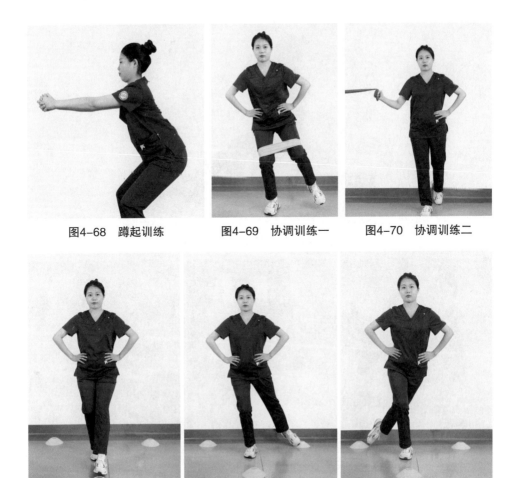

图4-68 蹲起训练　　　图4-69 协调训练一　　　图4-70 协调训练二

（a）　　　　　　　　　（b）　　　　　　　　　（c）

图4-71 单脚站星状训练

　　在进行协调训练的反馈控制阶段时，在患侧膝关节可耐受的情况下，即可同步开始患侧下肢的局部有氧耐力训练，根据实际情况，可选取开链运动或闭链运动的形式，每天以40～50 RM的负荷进行3～4组训练，如半蹲、使用弹力带抗阻伸膝（见图4-72）等方法，训练过程中，心率无明显增加。全身的心肺有氧耐力训练亦可逐渐由上肢功率车的形式转换为下肢功率车、减重跑台、水下跑台（见图4-73）等方法进行，每天训练20～30 min，心率控制在60%～65%最大心率（较低的运动强度），如关节活动度不足，可调整为短曲柄下肢功率车进行训练（见图4-74）。

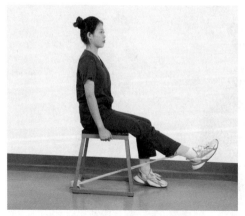

图4-72　弹力带抗阻伸膝训练

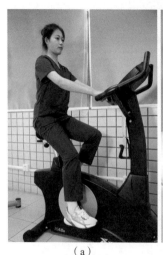

（a）

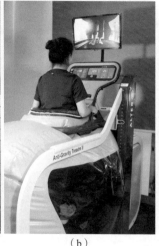

（b）

图4-73　下肢功率车、减重跑台训练

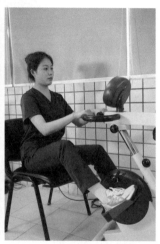

图4-74　短曲柄下肢功率车
训练

　　组织修复的第三阶段为功能重塑期，受损的组织已能承受基础的压力，并随着逐渐增强的压力进行顺应性改变，此阶段已可全面进行关节灵活性、协调平衡、有氧耐力及肌肉力量训练，但需注意的是，在前一阶段的功能已达成的基础上方能进行后一阶段训练，并在训练过程中及训练后严密监控患者受伤肢体，如出现异常皮温及肿胀则应适度降低训练强度、减缓治疗进程。

　　此阶段的关节灵活性训练可逐步过渡至最大强度，即在关节活动度末端进行的大强度推进，以期获得完整的关节活动度。建议在关节灵活性训练前对损伤关节进行蜡敷等热疗，以改善关节周围组织延展性。在关节活动度终末的大强度推进保持15～20 s以上，并在大强度推进后，于关节活动度末端进行中低负荷活动度训练，同时向患者宣教，强调关节终末角度时间总长的积累，指导患者进行抱膝、主动下蹲或跪坐等训练配合治疗。训练后为防止关节周围组织过度的肿胀渗出，应进行冰敷冷疗。有研究报道，在活动度末端进行冰敷，亦同时对关节活动度进益有利。对于肌肉筋膜紧张导致的关节灵活性不足，可采取离心抗阻训练的方式，10～15个为一组，重复2～3组，并在离心收缩的关节终末角度进行低负荷推进；或可采取肌肉能量技术、本体感神经肌肉促进技术（PNF）等其他肌肉筋膜放松技术，每天可重复2～3轮。

　　协调平衡方面的训练延续前一阶段训练，并在前一阶段训练的基础上进行难度的增强，如在不同稳定性平面上进行单下肢支撑的蹲起训练（见图4-75）。可参考Y平衡测试（Y-balance test）结果有序进入下肢协调的前馈训练阶段。在不同稳定平面单脚站立的同时进行抛接球的训练（见图4-76）是个不错的起始，并以原地起跳的全身动作重复提踵－落踵训练（见图4-77），过渡至原地跳训练，及至不同方向、高度及距离的跳跃（见图4-78），训练中的每一步均需强调保持良好的下肢力线及充分的缓冲。双脚跳完成后，可以同样的方式推进单脚跳的训练。跳落不同的稳定平面及绳梯训练可在其后进行，此阶段训练根据患者的日常运动方式进行有针对性的设定尤佳。

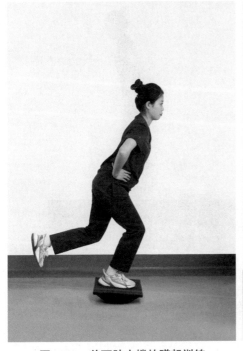

图4-75　单下肢支撑的蹲起训练

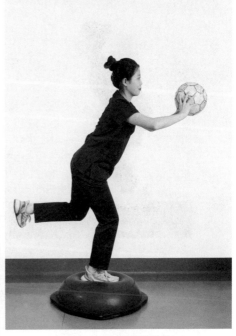

图4-76　抛接球训练

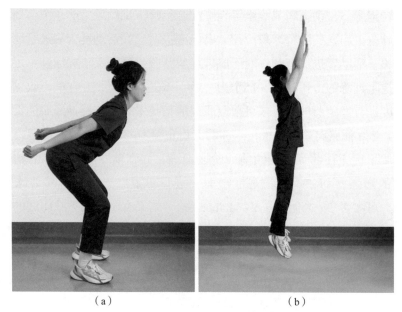

（a）　　　　　　　　　　（b）

图4-77　重复提踵-落踵训练

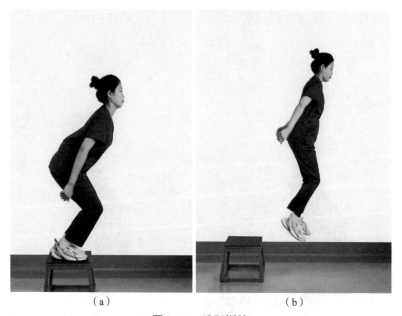

（a）　　　　　　　　　　（b）

图4-78　跳跃训练

　　至此，下肢的有氧耐力训练可结合无氧耐力训练进行，如在下肢有氧功率自行车训练过程中间增加运动功率，令心率增加至65%～95%的最大心率（中等至较大强度）。根据日常运动习惯及运动需求，无氧耐力训练可由20～30 min增加至数小时。

功能重塑期也是损伤关节周围肌肉力量训练开始介入的时期。针对膝关节损伤后康复的患者，主要采用肌耐力和肌肥大训练，两种类型的训练可交替进行。训练根据患者情况选择开链或闭链方式进行，如股四头肌训练仪、腿部推举（Leg Press）等（见图4-79）。训练宜遵循超量恢复原则，选择合适的阻力进行训练，并在训练后充分休息恢复，建议配合适量的蛋白摄入补充营养。肌肉力量的恢复以对侧为参照，尽量恢复至对称水平。

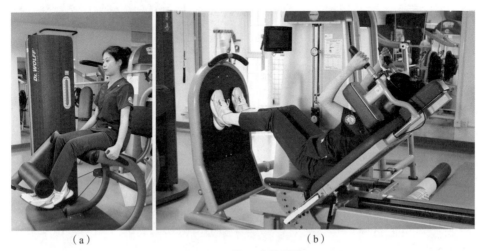

（a）　　　　　　　　　　　　（b）

图4-79　股四头肌训练

（赵学强）

六、康复护理

（一）康复护理评估

1. 一般情况评估

评估患者年龄、职业、生命体征、疼痛、进食、营养、活动耐力、手术前后行走、上下楼梯、驾驶等日常生活活动能力。疼痛评估方法：0～10数字疼痛量表、视觉模拟评分量表、面部表情量表。日常生活能力评估方法：采用ADL量表评定。

2. 健康状况评估

包括心肺肝肾的功能，营养状况，水和电解质平衡状况，有无其他系统疾病如高血压、糖尿病等，有无长期服药史。

3. 心理及社会的评估

评估患者的教育程度，家庭经济状况及照护人员的配合情况，了解患者对疾病的认识及了解程度，情绪、精神及心理状况，康复意愿及配合程度。可使用观察及交流的方法，也可使用焦虑自评量表（self-rating anxiety scale，SAS）和抑郁自评量表（self-rating depressing scale，SDS）评估。

4. 专科评估

评估手术方式及假体类型，四肢肌力、患肢伤口及肿胀情况、关节活动情况、术后并发症（感染、深静脉血栓、脱位、关节不稳等）。

（二）康复护理原则及目标

1. 康复护理原则

早期介入、循序渐进、个体化原则（年龄、并发症和手术并发症等），早期关节持续被动运动、踝泵训练、邻近关节的活动度训练，肌力训练。注重平衡和本体感觉训练，预防并发症，加强ADL训练及辅助器具使用。

2. 康复护理目标

（1）近期目标：减轻疼痛、掌握日常生活活动的方法并运用，恢复身体移动能力，配合完成康复训练。

（2）远期目标：患者恢复日常生活能力，膝关节功能逐渐恢复正常，患者掌握日常运动的方法及注意事项，更好地保护膝关节，延长膝关节使用寿命。

（三）康复护理措施

1. 急性炎症期

（1）体位摆放。卧位时用长枕整体抬高患肢，促进静脉回流，防止水肿，避免腘窝下垫枕，防止静脉回流受阻及膝关节挛缩。

（2）冷疗。冰敷，每天4~6次，每次15 min。

（3）被动膝关节活动。利用下肢智能运动训练治疗护理器（下肢CPM机）根据患者主动屈膝情况选择开始的度数，以患者能耐受为度，循序渐进，本阶段屈膝开始达到60°并逐渐增加，每天2次，每次20~30 min。

（4）床上踝泵运动及股四头肌静力收缩。踝泵运动：患者取仰卧位，双腿伸直，大腿放松；背屈、跖屈、环绕。股四头肌静力收缩：膝关节伸直，主动伸直股四头肌并绷紧。

（5）床上膝关节伸直训练。踝关节下垫软枕，伸直腿，同时尽量使膝盖后方贴着床，每次坚持5～10 s，15次为一组，每天做3组。

（6）ADL训练。转移（床上坐起、从床到椅，床边站立）、行走、如厕、上下楼梯，辅助器具使用。

2. 组织机化期

（1）利用毛巾卷压腿或者俯卧位垂腿进行被动伸膝，每天3～4次，每次10～15 min。

（2）主动屈伸膝关节，每天3～4次，每次10～15 min。

（3）本体感觉、平衡训练。双侧动态活动训练及单侧静态站立练习，每次2～3次，每次10～15 min。

（4）心肺功能训练：通过上下肢功率自行车进行心肺耐力训练，每天2次，每次15～20 min。

（5）核心力量训练。臀桥、上卷腹、下卷腹、侧抬腿、直抬腿、后抬腿训练。20～30次为一组，每天2回，每回3组。

3. 功能重塑期

（1）步行、步态及上下楼梯训练。

（2）患者自我髌骨松动：每天3～4次，每次5～10 min。

（3）单侧蹬腿及双侧蹬腿训练：每天3～4次，每次15～30 min，根据患者的疼痛及耐受情况调整训练次数和时间。

（4）股四头肌、腘绳肌、臀部肌肉力量训练。

（5）平衡、本体感觉训练：双腿、单腿动态活动。

（6）对于有运动要求的患者进行体能提升训练。

（四）出院康复指导

（1）回家后按照康复训练计划锻炼，以增强膝关节稳定性，防止腿部肌肉萎缩。适当休息，避免太劳累。

（2）控制体重，以减轻膝关节负荷。

（3）参加体育运动时，做好热身和运动后的拉伸，并做好个人防护，防止再次损伤。

（4）日常活动时应避免膝关节的过度负担，以减少关节发生磨损的情况。如需提举较重的东西，可以用手推车代替手提方式，减少膝关节的负荷。

（赵琳莉）

参考文献

［1］　邬堂春. 职业卫生与职业医学［M］. 8版. 北京：人民卫生出版社，2017.

［2］　WOLF J，PRÜSS-USTÜN A，IVANOV I，et al. Preventing disease through a healthier and safer workplace［R］. Geneva：World Health Organization，2018. Licence：CC BY-NC-SA 3.0 IGO.

［3］　李智民，李涛，杨径. 现代职业卫生学［M］. 北京：人民卫生出版社，2018.

［4］　刘移民，刘建清. 职业病防治理论与实践［M］. 北京：化学工业出版社，2021.

［5］　黄晓琳，燕铁斌. 康复医学［M］. 6版. 北京：人民卫生出版社，2018.

［6］　燕铁斌. 现代康复治疗学［M］. 广州：广东科技出版社，2012.

［7］　冯连世. 运动处方［M］. 北京：高等教育出版社，2020.

［8］　刘刚. 医学运动康复训练要素和基本方法［J］. 康复学报，2018，6（28）：7-10.

［9］　南登昆. 康复医学临床指南［M］. 北京：科学出版社，1999.

［10］　美国运动医学学会. ACSM运动测试与运动处方指南［M］. 10版. 王正珍，王艳，王娟，等译. 北京：北京体育大学出版社，2018.

［11］　王茂斌. 中华医学百科全书［M］. 北京：中国协和医科大学出版社，2019.

［12］　甄洁，肖涛. 简明运动生物力学［M］. 重庆：重庆大学出版社，2020.

［13］　陆阿明，赵焕彬，顾耀东. 运动生物力学［M］. 4版. 北京：高等教育出版社，2018.

［14］　刘宇. 人体运动生物力学［M］. 上海：上海交通大学出版社，2017.

［15］　胡耿丹. 运动生物力学［M］. 上海：同济大学出版社，2013.

［16］　王丽珍. 损伤与康复生物力学［J］. 医用生物力学，2021，36（S01）：1.

［17］　王嚣. 运动生物力学学科发展现状及前景分析［J］. 当代体育科技，2020，10（3）：18，20.

［18］　马信龙，马剑雄，徐卫国，等. 骨科生物力学研究的测量方法学专家共识［J］. 中国骨质疏松杂志，2014（9）：1039-1054.

［19］　张泓. 康复评定学［M］. 10版. 北京：中国中医药出版社，2019.

［20］　钱菁华. 运动康复评定学［M］. 北京：北京体育大学出版社，2019.

［21］　孟晓旭，戚艳. 运动治疗技术［M］. 北京：北京理工大学出版社，2019.

［22］　胡菱. 心肺康复理论及治疗技术［M］. 北京：清华大学出版社，2021.

［23］　王瑞元，苏全生. 运动生理学［M］. 北京：人民体育出版社，2011.

［24］　杰克·威尔莫尔，大卫·科斯蒂尔，拉里·凯尼. 运动生理学［M］. 王瑞元，汪军，译. 北京：北京体育大学出版社，2011.

［25］　张长杰. 肌肉骨骼康复学［M］. 北京：人民卫生出版社，2008.

［26］　汪华侨. 功能解剖学［M］. 北京：人民卫生出版社，2008.

［27］　BANT H，HAAS H J，OPHEY M，et al. Sportphysiotherapie［M］. 2nd ed. Stuttgart：Georg Thieme Verlag KG，2018.

［28］　DIEMER F，SUTOR V. Praxis der medizinischen Trainingstherapie I Lendenwirbelsäule，Sakroiliakalgelenk und untere Extremität［M］. 3rd ed. Stuttgart：

Georg Thieme Verlag KG，2018.

[29] 王予彬，王惠芳. 运动损伤康复治疗学［M］. 2版. 北京：科学出版社，2019.

[30] SANDS W A, WURTH J J, HEWIT J K. The National Strength and Conditioning Association's（NSCA）Basics of Strength and Conditioning Manual［EB/OL］.（2015-04-13）［2022-12-25］. https://www.nsca.com/contentassets/116c55d64e1343 d2b264e05aaf158a91/basics_of_strength_and_conditioning_manual.pdf.

[31] NORDIN M, FRAN V H. 肌肉骨骼系统基础生物力学［M］. 3版. 邝适存，郭霞，译. 北京：人民卫生出版社，2008.

[32] HAMILTON N, WEIMAR W, LUTTGENS K. 肌动学——人体动作的科学基础［M］. 林文心，洪承纲，徐中盈，等译. 台北：合记图书出版社，2012.

[33] NATIONAL STRENGTH AND CONDITIONAL ASSOCIATION, HAFF G G, TRIPLETT N T. 肌力与体能训练［M］. 林贵福，何仁育，林育槿，等译. 台北：禾枫书局，2017.

[34] BOVEND'EERDT T J, NEWMAN M, BARKER K, et al. The Effects of Stretching in Spasticity：A Systematic Review［J］. Archives of Physical Medicine and Rehabilitation，2008，89（7）：1395-1406.

[35] ICHIHASHI N, IBUKI S, NAKAMURA M. Effects of static stretching on passive properties of muscle-tendon unit［J］. The Journal of Physical Fitness and Sports Medicine，2014，3（1）：1-10.

[36] KATALINIC O M, HARVEY L A, HERBERT R D. Effectiveness of Stretch for the Treatment and Prevention of Contractures in People With Neurological Conditions：A Systematic Review［J］. Physical Therapy，2011，91（1）：11-24.

[37] FARMER S E, JAMES M. Contractures in orthopaedic and neurological conditions：a review of causes and treatment［J］. Disability and rehabilitation，2001，23（13）：549-558.

[38] TAMIS P, PAULA D, MICHAEL C. The effectiveness of passive stretching in children with cerebral palsy［J］. Developmental medicine and child neurology，2006，48（10）：855-862.

[39] 中华预防医学会劳动卫生与职业病分会职业性肺病学组，中华预防医学会煤炭系统分会职业病学组. 尘肺病肺康复中国专家共识（2022年版）［J］. 环境与职业医学，2022，39（5）：574-588.

[40] 中华预防医学会劳动卫生与职业病分会职业性肺部疾病学组. 尘肺病治疗中国专家共识（2018年版）［J］. 环境与职业医学，2018，35（8）：677-689.

[41] 中华人民共和国国家卫生和计划生育委员会. 职业性尘肺病的诊断：GBZ 70—2015［S］. 北京：中国标准出版社，2016.

[42] 孙治平，李宝平，高丽妮. 金属及其化合物粉尘肺沉着病的研究进展［J］. 中华劳动卫生职业病杂志，2015，33（3）：233-235.

[43] 陈育全，林毓嫱，刘薇薇，等. 锑及其化合物粉尘肺沉着病的研究概况［J］. 职业卫生与应急救援，2015，33（6）：425-428.

[44] 刘静，韩磊，张锋，等. 含锡粉尘对肺组织损伤的研究进展［J］. 中华劳动卫生职业病杂志，2016，34（1）：66-68.

[45] 中华人民共和国国家卫生和计划生育委员会. 职业性金属及其化合物粉尘（锡、铁、

锑、钡及其化合物等）肺沉着病的诊断：GBZ 292—2017［S］．北京：中国标准出版社，2017.

［46］谢丽庄，王鑫，许忠杰，等．钴、钨及其化合物毒性与硬金属肺病［J］．职业卫生与应急救援，2015，33（6）：416-419.

［47］刘尚军，李西西，罗英男，等．硬金属粉尘职业暴露危害的研究进展［J］．实用预防医学，2016，23（4）：509-513.

［48］刘钊，李宝平，徐应军，等．硬金属肺病（钨、钛、钴等）的研究进展［J］．职业与健康，2014（22）：3326-3328.

［49］中华人民共和国国家卫生和计划生育委员会．职业性硬金属肺病的诊断：GBZ 290—2017［S］．北京：中国标准出版社，2017.

［50］高珊珊，李侠，宋占帅．职业性低分子质量致喘物研究进展［J］．中国职业医学，2016，43（3）：384-386，392.

［51］张静波，杜勤惠，孙道远．与职业有关的刺激性哮喘［J］．中华劳动卫生职业病杂志，2017，35（5）：395-398.

［52］张静波，孙道远．职业性哮喘诊断及研究进展［J］．中华劳动卫生职业病杂志，2016，34（5）：396-400.

［53］中华医学会呼吸病学分会哮喘学组．支气管哮喘防治指南（2020年版）［J］．中华结核和呼吸杂志，2020，43（12）：1023-1048.

［54］中华人民共和国国家卫生健康委员会．职业性哮喘的诊断：GBZ 57—2019［S］．北京：中国标准出版社，2019.

［55］中华人民共和国国家卫生和计划生育委员会．职业性过敏性肺炎的诊断：GBZ 60—2014［S］．北京：中国标准出版社，2015.

［56］中华人民共和国国家卫生和计划生育委员会．职业性棉尘病的诊断：GBZ 56—2016［S］．北京：中国标准出版社，2017.

［57］中华医学会呼吸病学分会慢性阻塞性肺疾病学组，中国医师协会呼吸医师分会慢性阻塞性肺疾病工作委员会．慢性阻塞性肺疾病诊治指南（2021年修订版）［J］．中华结核和呼吸杂志，2021，44（3）：170-205.

［58］中华人民共和国卫生部．职业性刺激性化学物致慢性阻塞性肺疾病的诊断：GBZ/T 237—2011［S］．北京：中国标准出版社，2011.

［59］李德鸿，赵金垣，李涛．中华职业医学［M］．2版．北京：人民卫生出版社，2018.

［60］蔡柏蔷，李龙芸．协和呼吸病学［M］．2版．北京：人民卫生出版社，2010.

［61］燕铁斌．骨科康复评定与治疗技术［M］．北京：人民军医出版社，2011.

［62］李小六．常见骨伤康复运动与评定［M］．北京：人民军医出版社，2011.

［63］周萌，黄强，蒋协远，等．步态分析在骨科与物理康复领域的应用进展［J］．骨科临床与研究杂志，2021，6（4）：243-249.

［64］纪树荣．运动疗法技术学［M］．北京：华夏出版社，2011.

［65］张琦．临床运动疗法学［M］．北京：华夏出版社，2014.

［66］WANG J S．Pulmonary function tests in preoperative pulmonary evaluation［J］．Respiratory Medicine，2004，98（7）：598-605.

［67］KOZAK L J，MCCARTHY E，POKRAS R．Changing patterns of surgical care in the United States，1980—1995［J］．Health care financing review，1999，21（1）：

31-49.

[68]　AGENCY FOR HEALTHCARE RESEARCH AND QUALITY. Healthcare cost and utilization project [R]. Rockville, Md: AHRQ, 2001.

[69]　TRAYNER E, CELLI B R. Postoperative pulmonary complications [J]. Medical Clinics of North America, 2001, 85 (5): 1129-1139.

[70]　PETTY T L. Testing patients'lungs: spirometry as part of the physical examination [J]. Clinical Therapeutics, 1999, 21 (11): 1908-1922.

[71]　WINDISCH W, HENNINGS E, SORICHTER S, et al. Peak or plateau maximal inspiratory mouth pressure: which is best? [J]. The European respiratory journal, 2004, 23 (5): 708-713.

[72]　AMERICAN THORACIC SOCIETY/EUROPEAN RESPIRATORY SOCIETY. ATS/ERS Statement on respiratory muscle testing [J]. American Journal of Respiratory & Critical Care Medicine, 2002, 166 (4): 518-624.

[73]　LAVENEZIANA P, ALBUQUERQUE A, ALIVERTI A, et al. ERS statement on respiratory muscle testing at rest and during exercise [J]. The European respiratory journal, 2019, 53 (6): 1801214.

[74]　MCELROY P A, JANICKI J S, WEBER K T. Cardiopulmonary exercise testing in congestive heart failure [J]. American Journal of Cardiology, 1988, 62 (2): 35A-40A.

[75]　陈伟, 范秋季. 心肺运动试验在心肺康复中的应用现状及展望 [J]. 实用心脑肺血管病杂志, 2019, 27 (11): 1-5.

[76]　ROSS R, BLAIR S N, ARENA R, et al. Importance of Assessing Cardiorespiratory Fitness in Clinical Practice: A Case for Fitness as a Clinical Vital Sign: A Scientific Statement From the American Heart Association [J]. Circulation, 2016, 134 (24): e653-e699.

[77]　BRUNELLI A, KIM A W, BERGER K I, et al. Physiologic evaluation of the patient with lung cancer being considered for resectional surgery: Diagnosis and management of lung cancer, American College of Chest Physicians evidence-based clinical practice guidelines [J]. Chest, 2013, 143 (5): e166S-e190S.

[78]　MARCO G, ROSS A, MARTIN H, et al. 2016 Focused Update: Clinical Recommendations for Cardiopulmonary Exercise Testing Data Assessment in Specific Patient Populations [J]. Circulation, 2016, 133 (24): e694-e711.

[79]　SYLVESTER K P, CLAYTON N, CLIFF I, et al. ARTP statement on pulmonary function testing 2020 [J]. BMJ Open Respiratory Research, 2020, 7 (1): e0000575.

[80]　PORSZASZ J, CASABURI R, SOMFAY A, et al. A treadmill ramp protocol using simultaneous changes in speed and grade [J]. Medicine & Science in Sports & Exercise, 2003, 35 (9): 1596-1603.

[81]　MILLER M R, HANKINSON J, BRUSASCO V, et al. Standardisation of spirometry [J]. European Respiratory Journal, 2005, 26 (2): 319-338.

[82]　LUKS A M. Principles of Exercise Testing and Interpretation: Including Pathophysiology and Clinical Applications, 4th Edition [M]. Philadelphia: Lippincott Williams & Wilkins, 2011.

[83] LOUGHNEY L, WEST M, PINTUS S, et al. Comparison of oxygen uptake during arm or leg cardiopulmonary exercise testing in vascular surgery patients and control subjects [J]. British Journal of Anaesthesia, 2014（1）: 57–65.

[84] 薛松维. 临床实用心电图入门 第四十三讲 心电图运动负荷试验 [J]. 中国乡村医药, 2014, 21（11）: 79–84.

[85] DU H Y, NEWTON P J, SALAMONSON Y, et al. A review of the six–minute walk test: Its implication as a self–administered assessment tool [J]. European Journal of Cardiovascular Nursing, 2009, 8（1）: 2–8.

[86] 中华医学会心血管病学分会, 中国康复医学会心肺预防与康复专业委员会, 中华心血管病杂志编辑委员会. 六分钟步行试验临床规范应用中国专家共识 [J]. 中华心血管病杂志, 2022, 50（5）: 432–442.

[87] SIMMONS L. Dorthea Orem's self care theory as related to nursing practice in hemodialysis [J]. Nephrology Nursing Journal, 2009, 36（4）: 419–421.

[88] 杨亚平, 张振香. 脑卒中病人生活质量评定工具的研究进展 [J]. 护理研究, 2011, 25（32）: 2925–2927.

[89] 李小力, 武建华, 戴晓明. ADL量表在伤残等级评定中运用 [J]. 中国司法鉴定, 2004（3）: 47–48, 35.

[90] 方军, 胡永善. 功能综合评定量表的信度与效度的初步研究 [J]. 中华物理医学与康复杂志, 2002（7）: 44–45.

[91] 刘青青. 日常生活能力和社会功能量表在精神伤残评定应用中的初步研究 [D]. 昆明: 昆明医科大学, 2017.

[92] 张盘德. 用功能独立性测量与工具性ADL联合量表评定脑瘫和脊柱裂患者的社区活动 [J]. 国外医学（物理医学与康复学分册）, 1998（2）: 17–19.

[93] 龚开政. SF–36在我国慢性心衰患者健康相关生存质量评定中的应用研究 [D]. 大连: 大连医科大学, 2003.

[94] 张鸣生. 呼吸康复 [M]. 北京: 人民卫生出版社, 2019: 58–63, 93, 135–136, 149–151, 191–201, 353.

[95] 张红. 国外生命质量测评量表的比较分析 [J]. 中国中医药现代远程教育, 2012, 10（13）: 112–115.

[96] 蔡文智, 李亚洁. 脑卒中的康复护理 [M]. 北京: 科学技术文献出版社, 2000: 8–16.

[97] 楼亚波, 汪群智, 盛美玲, 等. 心肺康复训练对COPD稳定期患者肺功能及生活质量的影响 [J]. 中国慢性病预防与控制, 2018, 26（5）: 361–363.

[98] 黄文菲, 陈嘉馨, 梁志欣, 等. 三球式呼吸训练器在稳定期慢性阻塞性肺疾病患者肺康复中的应用及对生活质量的影响 [J]. 辽宁医学杂志, 2021, 35（1）: 38–42.

[99] 田家伟, 蔡丽婷, 侯昕珩. 呼吸训练器在稳定期慢性阻塞性肺疾病患者肺康复中的应用现状 [J]. 中国康复理论与实践, 2018, 24（4）: 416–421.

[100] 励建安. 呼吸康复 [M]. 北京: 人民卫生出版社, 2019.

[101] 约翰·E. 霍奇金. 肺康复: 成功指南 [M]. 袁月华, 解立新, 葛慧青, 等译. 北京: 人民卫生出版社, 2019.

[102] BOLTON C, BURKE H, LAWSON R, et al. Chronic obstructive pulmonary disease in over 16s: diagnosis and management [EB/OL]. （2019–07–26）[2020–10–20].

https://www.bmj.com/content/366/bmj.l4486.

［103］ TOLEDANO M. Toxin-Induced Neuropathies［J］. Neurologic Clinics, 2020, 38
（4）: 749-763.

［104］ LITTLE A A, ALBERS J W. Clinical description of toxic neuropathies［J］. Handbook
of clinical neurology, 2015（131）: 253-296.

［105］ LEHMANN H C, WUNDERLICH G, FINK G R, et al. Diagnosis of peripheral
neuropathy［J］. Neurological Research and Practice, 2020, 2（1）: 259-264.

［106］ WATSON J C, DYCK P. Peripheral Neuropathy: A Practical Approach to Diagnosis
and Symptom Management［J］. Mayo Clinic Proceedings, 2015, 90（7）: 940-
951.

［107］ 孙道远, 张静波. 化学物慢性中毒性周围神经病的研究进展［C］// 中华预防医学会
全国职业病学术交流大会. 中华预防医学会, 2011: 251-255.

［108］ 严蓉, 孙道远. 2000—2010年我国化学物中毒性周围神经病流行病学研究［J］. 中
国职业医学, 2013, 40（4）: 342-343.

［109］ NURCHI V M, DJORDJEVIC A B, CRISPONI G, et al. Arsenic Toxicity: Molecular
Targets and Therapeutic Agents［J］. Biomolecules, 2020, 10（2）: 235.

［110］ 杨径, 李智民, 章一华. 职业病临床护理实践指南［M］. 深圳: 海天出版社,
2013.

［111］ 赖燕. 职业性慢性砷中毒周围神经病临床特征分析［C］. 中华预防医学会2011年全
国职业病学术交流大会论文集, 2011: 321-323.

［112］ VORVOLAKOS T, ARSENIOU S, SAMAKOURI M. There is no safe threshold
for lead exposure: A literature review［J］. Psychiatrike = Psychiatriki, 2016, 27
（3）: 204-214.

［113］ KANEKO M, KAZATANI T, SHIKATA H. Occupational Lead Poisoning in a Patient
with Acute Abdomen and Normocytic Anemia［J］. Internal medicine（Tokyo,
Japan）, 59（12）: 1565-1570.

［114］ STAUDINGER K C, ROTH V S. Occupational lead poisoning［J］. American family
physician, 1998, 57（4）: 719-726, 731-732.

［115］ 李树强, 王罡, 王永义, 等. 尘肺病肺康复中国专家共识（2022年版）［J］. 环境
与职业医学, 2022, 39（5）: 574-587.

［116］ FANG Z H, MIAO R M, SONG H Y. Analysis of occupational chronic carbon disulfide
poisoning: a study of 372 cases［J］. Zhonghua lao dong wei sheng zhi ye bing za zhi =
Zhonghua laodong weisheng zhiyebing zazhi = Chinese journal of industrial hygiene and
occupational diseases, 2018, 36（3）: 202-203.

［117］ DONG Z P, SHI M G, LIU W W, et al. Two cases of occupational chronic severe
carbon disulfide poisoning［J］. Zhonghua lao dong wei sheng zhi ye bing za zhi =
Zhonghua laodong weisheng zhiyebing zazhi = Chinese journal of industrial hygiene and
occupational diseases, 2019, 37（6）: 471-472.

［118］ 李小妹. 护理学导论［M］. 3版. 北京: 人民卫生出版社, 2013: 20-22.

［119］ SITU J, LIN R, LIN C, et al. Five cases of post occupational chronic n-Hexane
poisoning myokymia［J］. Zhonghua lao dong wei sheng zhi ye bing za zhi =
Zhonghua laodong weisheng zhiyebing zazhi = Chinese journal of industrial hygiene and

occupational diseases，2020，38（12）：929-930.

[120] 闫丽丽，王洁，李思惠. 671例慢性正己烷中毒病例临床分析 [J]. 中国工业医学杂志，2014，27（3）：169-172.

[121] 樊春月，陈嘉斌，宋燕芹，等. 职业性慢性正己烷中毒临床特点分析 [J]. 中国职业医学，2016，43（3）：275-280，284.

[122] 刘庆凤，杨爱初，佘惜金，等. 职业性慢性正己烷中毒患者神经肌电图特征分析 [J]. 中国职业医学，2014（2）：172-175，178.

[123] BIN-JUMAH M，ABDEL-FATTAH A F M，SAIED E M，et al. Acrylamide-induced peripheral neuropathy：manifestations，mechanisms，and potential treatment modalities [J]. Environmental Science and Pollution Research，2021，28（11）：13031-13046.

[124] 徐朝伟，吴汉凡，陈健. 丙烯酰胺中毒性周围神经病患者的临床和电生理特征及治疗 [J]. 中华劳动卫生职业病杂志，2020，38（1）：45-47.

[125] Grabois M，Garrison S J，Hart K A，et al. Physical Medicine and Rehabilitation：The Complete Approach [M]. Cambridge：Blackwell Science Inc. ，2000.

[126] DENKINGER M D，LINDEMANN U，NICOLAI S，et al. Assessing Physical Activity in Inpatient Rehabilitation：validity，practicality，and sensitivity to change in the physical activity in inpatient rehabilitation assessment [J]. Archives of Physical Medicine & Rehabilitation，2011，92（12）：2012-2017.

[127] FRONTERA W R. Delisa's Physical Medicine and Rehabilitation：Principles and Practice [M]. 5th ed. Philadelphia：Lippincott Wiliams & Wilkins，2010.

[128] BRADDOM R L. Physical Medicine and Rehabilitation [M]. Amsterdam：Elsevier Health Sciences，2010.

[129] 王玉龙. 康复评定 [M]. 北京：人民卫生出版社，2000.

[130] 郭铁成，黄晓琳，尤春景. 康复医学临床指南 [M]. 3版. 北京：科学出版社，2013.

[131] 王强，郭铁成. 周围神经疾病康复 [M]. 北京：人民卫生出版社，2020.

[132] 南登昆，黄晓琳. 实用康复医学 [M]. 北京：人民卫生出版社，2009.

[133] 宋为群，周谋望，贾子善. 康复医师速查手册 [M]. 北京：科学技术文献出版社，2011.

[134] 励建安，黄晓琳. 康复医学 [M]. 北京：人民卫生出版社，2016.

[135] 吴江. 神经病学 [M]. 2版. 北京：人民卫生出版社，2010.

[136] 缪鸿石. 康复医学理论与实践 [M]. 上海：上海科学技术出版社，2000.